牛津非常短講 007

A Very Short Introduction

DEPRESSION

Mary Jane Tacchi

Jan Scott

憂鬱

瑪麗・珍恩・塔契／
珍・史考特

吳妍儀 譯

獻給瓊恩（Joan）與桃樂西（Dorothy），我們了不起的母親

目次

配圖列表

序

憂鬱症是已開發國家最常見的精神疾病。這種疾病特別會對處於工作年齡的成人造成影響，所以延伸出來的後果不只有個人經歷的臨床症狀與日常功能障礙等相關問題，還涉及更大範圍的經濟與社會成本。然而，儘管有證據顯示憂鬱症對個人與社會確實存在影響，憂鬱症這個主題卻深陷於爭議之中。部分原因在於這個概念對不同的人有不同的意義。許多人承認憂鬱狀態是眞實的，但卻難以區分這種憂鬱是屬於情緒（emotion）或心情狀態（mood state）（像是情緒低落或哀傷）、是某人（悲觀的）人格組成的一部分，還是一種精神疾病（mental disorder）（伴隨著像是睡眠、注意力、食欲與活動力受到干擾等症狀的哀傷）。其他人則接受「臨床憂鬱症」的觀念，但認爲這是心靈的問題，而心靈被看成是一種讓人能夠覺察到世界與自身的經驗、能夠思考與感覺的要素。

聚焦於心靈的人通常會排斥憂鬱症有生物性起因的概念。還有人把憂鬱症看成一種對生活情況可理解的反應，所以應該任其自然痊癒，或者應該只用心理性與社會性的介入措施來治療。同時有些觀察家主張憂鬱症是現代社會的發明，責備「醫療化」(medicalization)的興起，並且認爲提倡治療、尤其是鼓吹使用抗憂鬱劑的人，是參與了特定派系或組織（像是製藥工業）的某種陰謀。

爲了設法理解其中一些不同的觀點，我們決定利用這本小書來討論憂鬱症概念的演變及其治療，檢視某些爭議，還有未來的研究方向。爲了理解我們的來時路，一開始就提供一些觀察是很有幫助的。例如這個有用的知識：憂鬱症(depression)一詞來自拉丁文「*de*」(從ＸＸ往下)與「*premere*」(擠壓)，所以「*deprimere*」翻譯成「往下壓」。這個詞彙在十九與二十世紀獲得普遍接納，並且逐漸被用來描述在社群裡接受治療的個人所經歷的精神狀況。然而在憂鬱症一詞被普遍使用之前，人們常用的詞彙是「鬱病」(melancholia)。[1]嚴格說來，鬱病一詞指涉的是一種精神狀況，特徵是程度比較極端的憂鬱，伴隨著身體症狀的出現，有時候還會產生幻覺與妄想。在十九世紀，鬱病一詞的使用範圍相當有限，主要用在嚴重憂鬱、需要在舊式精神病院接受治療的人身上。

我們用這種演變來幫助讀者了解，對於憂鬱症的不同看法影響了憂鬱症成因的理論，以及可能提供的治療的性質。我們也想要請讀者注意，所謂的現代精神醫學之父，像是克雷佩林與佛洛伊德等人是如何理解憂鬱症，一直以來，他們的觀點被認爲不但具有影響力，而且具有很大的爭議。

我們希望我們採用的方法，可以讓大家理解國際上對於精神疾病的分類方法是在何種脈絡下發展出來的。我們提供的背景資訊嘗試闡明爲區分臨床憂鬱症跟正常的人類哀傷經驗，以及臨床憂鬱症與其他像是躁鬱症（manic depression，也稱爲雙極性疾患〔bipolar disorders〕）或思覺失調症（schizophrenia，也稱爲精神病疾患〔psychotic disorders〕）這類嚴重精神失序所做的努力。在此我們也強調，爲診斷劃定界線並發展不同分類範疇，在一般醫學界是廣泛被接受的做

1 譯註：這個詞彙來自古希臘醫學理論中的體液學說，認爲人體由四種體液構成，黑膽汁失調就會造成鬱病。一般中文文章裡常把 melancholia 也翻譯成「憂鬱症」，但爲了避免跟現代意義的 depression 混淆，在本書裡翻譯成「鬱病」。

法，但在精神醫學界卻經常受到嘲弄。我們會討論造成這類雙重標準的某些理由，接著討論憂鬱症的成因理論，還有老派的鬱病治療方式，如何演變成憂鬱症與躁鬱症的現代治療方法。

其他幾章檢視了哪些藥物／物理療法與心理諮商可能對憂鬱症有效的某些現行爭議，然後對未來的研究做出某些提示。在結尾，我們透過憂鬱症造成的全球負擔與經濟影響，檢視社會中的憂鬱症，以及諸如汙名化、經歷過情緒疾患（mood disorders）的人是否可能比社會中其他成員更有創意等議題。

我們想要強調，把這個星球上最常見的心理健康問題的資訊濃縮到七萬字之內，是一種挑戰。所以，這本非常短講包含了我們認為有趣或者有挑戰性的選題（憂鬱症眞的存在嗎？）、無可忽視的議題（自殺可以如何防治？），還有我們認爲接下來幾年內會有更多人談論的主題（心理治療〔psychotherapy〕改變了腦部運作方式嗎？）。要在幾千字以內公平處理其中某些主題非常困難，我們排除了許多你可能會想更深入了解的議題。許多這樣的主題，我們很可能考慮過或者確實包含在原稿的最初幾個版本裡。如果對你來說特別重要的議題，到頭來被排除在最後的名單之外，我們只能說聲抱歉。

如果你在考慮購買這本非常短講，那麼我們最好也先釐清這本書不包含哪些內容。我們寫的不是一份患者指南——你不太可能光讀這本書，就能確定自己是否有憂鬱症或者某一類情緒疾患。如果你現在或過去有過憂鬱症發作的經驗，這本書不太可能幫助你確定這種經驗是腦內化學不平衡所導致的，還是人生事件或某些其他因素的結合所引起的。這並不是我們寫作此書的目標。這本書也不是一本治療手冊；我們並沒有開始討論哪種療法最適合哪個人。更重要的是，這不是一本自助書；我們並沒有描述處理憂鬱症狀的技術。最後，非常短講並不是教科書的替代品；我們沒有嘗試涵蓋每個理論、每種可行的療法與憂鬱症的每個面向。的確，如同書名所暗示的，對於一個複雜又有挑戰性的主題，這是一本非常（非常）簡短的介紹，並選擇性評論的書。

第一章　鬱病的非常短講

在古代，我們是用鬱病（melancholia）而非憂鬱症（depression），來描述以沮喪爲特徵的情緒疾患。鬱病這個詞彙，可能源於希臘與美索不達米亞的古文明。因此，我們一開始先著重於對鬱病的描述，還有從古代到大約十九世紀之間主流的鬱病成因理論。要看更詳細的描述，讀者不妨查閱關於這個主題的某些優秀教科書，像是傑克森的《鬱病與憂鬱症》，或者貝里歐斯的《心理症狀的歷史》中的相關章節。

從黑膽汁到斯多葛派哲學家

希波克拉底可能是第一個把鬱病當成一種特定疾病描述的人，這位希臘醫

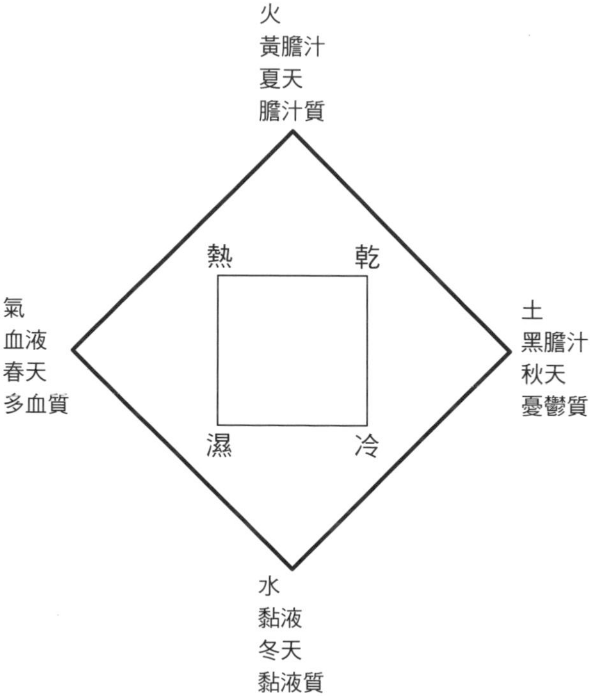

圖 1 ｜人類體液與相互關係圖表。

師生活在西元前四世紀，通常被稱爲醫學之父。希波克拉底指出鬱病的特徵是意氣消沉、厭惡食物、失眠、易怒且坐立不安。他用體液說（humoralism）來解釋這種狀態的發展，這種理論指出鬱病是一種有生理起因的疾病，這讓他的模型與歸咎於超自然力量的原始理論有所不同。許多人鼓吹體液說，但黑膽汁概念的引進要特別歸功於希波克拉底。

希波克拉底在《人的本質》裡描述了人體內的四種體液：黑膽汁、黃膽汁、黏液與血液。在所有體液達到平衡的時候，身體是健康的，但不平衡被認爲會導致疾病。體液被認爲連結到四種元素：氣、水、土、火（見圖1）。因爲黑膽汁過剩導致的鬱病，被認爲與秋天、冷與乾有關。希波克拉底也承認有一種近似於躁症（mania）的疾病，他形容這種病的特徵是一陣陣極度興奮與過度活躍時期。希波克拉底主張，這種狀況跟夏季黃膽汁過剩還有溫暖乾燥的空氣有關。他提議治療應該以恢復體液平衡爲目標，這通常指的是通腸與放血。

西元前三世紀，希臘哲學家亞里斯多德及其追隨者在一部名爲《論問題》的作品裡，進一步將希波克拉底的觀念發揚光大。這部作品提出膽汁的溫度是最重要的因素，如果溫度太冷，就會導致「毫無根據的意氣消沉」。他認爲較不嚴重的膽汁不平衡會導致憂鬱氣質，而不是疾病；從柏拉圖發表論共相（universality）的作品以來，鮮少有人描述從人格特質到心理疾病之間的連續狀態，這是其中一個嘗試。此外，亞里斯多德也是最早提出憂鬱氣質可能跟創造力與智力相關的其中一人，他指出這種氣質經常出現在哲學家、政治家、藝術家與作家身上。

西元一世紀，鬱病的理論與治療有了進一步的發展。舉例來說，以弗所的索蘭納斯是最早認識到躁症和鬱病是與理性喪失相關的慢性疾病的醫生之一。他更進一步提倡這個觀念：改善生理健康的治療方式能夠改善心理健康，而且心理性的介入措施，像是用滴水聲誘導睡眠，可能帶來益處。

大約在同時，以弗所的魯弗斯對鬱病所提出的描述在接下來許多世紀都維持著影響力。他注意到他描述中的鬱病患者很憂傷、陰沉、充滿恐懼與懷疑，而且他們的外表在發作期間改變了。魯弗斯指出，鬱病可能有與生俱來（先天）與後天兩種形式，這是史上首度有人描述這種概念：鬱病可能是好幾種不同過程的最終結果，而且可能有多種起因。在歷史上，他的名字變得讓人聯想到神聖療方（sacred remedy）——這是一種草藥混合物，據稱可以預防鬱病。

帕加馬的蓋倫（西元一世紀—二世紀）是最著名的希臘醫師之一。蓋倫是奧理略的醫師，他之所以重要，是因爲他對羅馬醫學有一定的影響。直到他發跡以前，羅馬社會通常認爲鬱病是來自衆神的懲罰。蓋倫在他的書《論患部》中發展了詳盡的理論，說明不同的體液異常如何導致不同次類型的鬱病，還有不同人格類型如何與體液有關，像是多血質、膽汁質、憂鬱質與黏液質等氣質。他是第一批描述這種觀念的學者：人可能具有與發展出某種精神狀況有關的人格類型或氣質。根據蓋倫的說法，如果某人的鬱病屬於腦疾導致的次類型，治療方法應該包括放血，不過如果來自不同的起源（例如來自血液或者胃部），就要沐浴、休息，並且吃均衡的膳食。就像魯弗斯一樣，蓋倫提出一種療方，稱爲萬靈丹（theriac，這個詞彙有時候被翻譯成解毒劑〔antidote〕）。

在接下來的數個世紀裡，許多文化都普遍接受體液不平衡是鬱病的起因。例如阿拉伯醫師阿維森納（這是歐洲人對他的稱呼，本名簡稱伊本・西那〔Ibn

Sina」），在影響力極大的《醫典》裡寫到鬱病跟四種體液。在這本書裡，他提出身體與靈魂兩者都受到鬱病的影響，並且主張使用有說服力的談話來當成一種治療方法，某些人指出這可能是認知行爲療法的先聲。

在這段時期，關於這個問題的本質及其治療方式的觀點有了進一步的發展。舉例來說，卡帕多奇亞的阿萊泰烏斯強調鬱病發作的週期性本質，並且注意到它可能與躁症有關。也有其他人做出了同樣的觀察，像是特拉勒斯的亞歷山大（五二五—六〇五），不過阿萊泰烏斯被認爲是「躁症的臨床醫師」，他描述躁症是一種以狂怒、興奮與歡快爲特徵的狀態。阿萊泰烏斯舉出某些鬱病的例子可能是由像是喪親之痛這樣的外在事件所引發，而愛（他稱爲「醫師之愛」〔The Physician Love〕）可以幫助減緩鬱病的症狀，吃黑莓跟韭蔥，還有談論症狀也可以。

在他寫下這些文字的年代，醫學與哲學各霸一方，彼此觀念交流有限。大多數醫師的文本聚焦於鬱病，而其他對於人類情緒（包括沮喪與哀傷）的觀察則是由當時的哲學家記錄下來。舉例來說，西元一世紀的斯多葛派哲學家愛比克泰德這麼寫道：「人的困擾不是來自於事物，而是來自他們對這些事物的觀點。」現代精神醫學在討論壓力－脆弱性模型的時候，常常會引用斯多葛派學者的看法；因爲斯多葛派的觀念提供了潛在的簡單洞見，說明爲何經歷了相同的人生事件，像是一段關係的失落或斷裂，會讓一個人臨床憂鬱症發作，另一個人卻沒事。

中世紀

從大約西元五百年開始，出現了一個重大的轉變，人們不再認爲精神疾病與生理疾病有類似起因、應該由醫師治療，而是重新轉向精神疾病是一種敗德、罪孽與邪惡徵兆的信念。基督教主導社會秩序，宗教教條顯然不只呈現在當時的反科學傾向，以及對鬱病成因不斷改變的解釋之中，也出現在什麼才算是適當介入措施的觀念裡；這些措施逐漸變成神職人員而非臨床醫師的責任。

拉登在她的著作《鬱病的本質》中記錄了這類觀點的許多經典陳述，像是賓根的賀德嘉（一〇九八—一一七九）。賀德嘉是一位德國修女，寫下了《整體性治療之書》，其中採納了鬱病的體液理論，但接著提出黑膽汁之所以存在，是因爲原罪。當時其他有影響力的人物也表達了類似的觀點，任何以理性喪失爲特徵的精神狀況，都被視爲上帝懲罰的證據。因此，鬱病被視爲對基督教信仰與道德的挑戰。這免不了導致受苦之人被妖魔化，而許多鬱病患者被當成女巫燒死在火刑柱上。一四八六年，知名天主教會宗教裁判官克拉馬爲教宗英諾森八世撰寫了一本獵殺女巫手冊，《女巫之槌》（見圖2）。驚人的是，這份文本在接下來的兩百年中被修訂並重印了超過十六版，直到文藝復興早期都還對全歐洲具有相當的影響力。

值得一提的是，某些歐洲團體不接受精神疾病是邪惡或者被惡魔附身證據的概念。舉例來說，土星影響論（Saturnists）相信鬱病是由天體影響所導致，尤其會侵襲社會中最有才智與創造力的成員，所以鬱病是一種值得欽佩讚賞的經驗。費奇諾（一四三三—一四九九）是最常被視爲土星影響論領袖的人。他生於義大利，受過哲學與醫學訓練，而他本人就有許多次鬱病發作的經驗。費奇

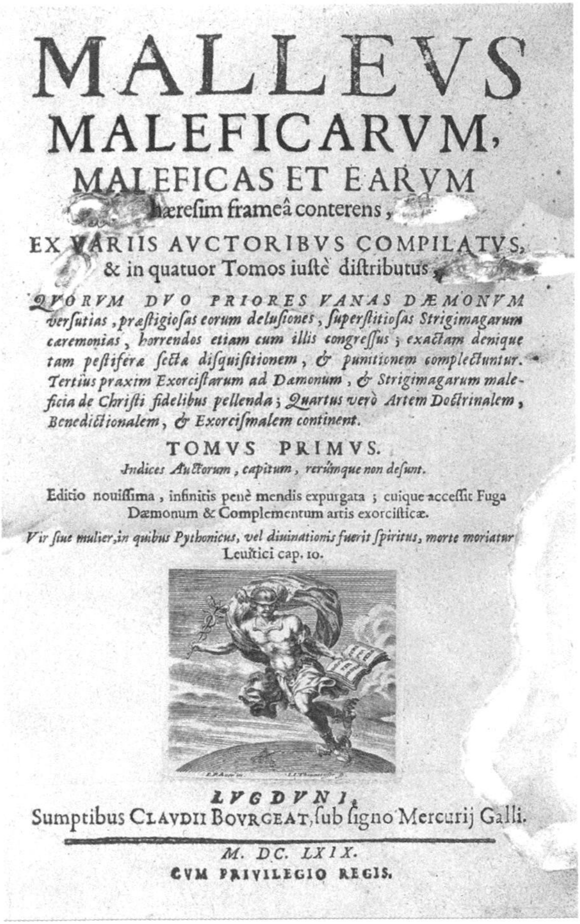
MALLEVS MALEFICARVM,
MALEFICAS ET EARVM
hæresim frameâ conterens,
EX VARIIS AVCTORIBVS COMPILATVS,
& in quatuor Tomos iustè distributus,
QVORVM DVO PRIORES VANAS DÆMONVM versutias, præstigiosas eorum delusiones, superstitiosas Strigimagarum cæremonias, horrendos etiam cum illis congressus; exactam denique tam pestiferæ sectæ disquisitionem, & punitionem complectuntur. Tertius praxim Exorcistarum ad Dæmonum, & Strigimagarum maleficia de Christi fidelibus pellenda; Quartus verò Artem Doctrinalem, Benedictionalem, & Exorcismalem continent.
TOMVS PRIMVS.
Indices Auctorum, capitum, rerùmque non desunt.
Editio nouissima, infinitis penè mendis expurgata; cuique accessit Fuga Dæmonum & Complementum artis exorcisticæ.
Vir siue mulier, in quibus Pythonicus, vel diuinationis fuerit spiritus, morte moriatur. Leuitici cap. 10.
LVGDVNI,
Sumptibus CLAVDII BOVRGEAT, sub signo Mercurij Galli.
M. DC. LXIX.
CVM PRIVILEGIO REGIS.

圖2｜《女巫之槌》的封面。

諾主張像是運動、另類飲食與音樂這樣的療法。他相信占星學支配了性格，而他也支持亞里斯多德式的觀念：鬱病與智力相關，智力又與土星這個行星有關。

中世紀的歷史記載大半聚焦在社會各階層與次團體對鬱病患者的負面與敵意反應。然而，值得強調的是，這種態度並不是放諸四海而皆準。源於歐洲與後來在新世界的文獻裡都表達了對這些觀念的強調，但通常不包括在其他文化與宗教中表達的種種觀點（見ＢＯＸ１）。我們不會詳細檢視這些觀點與態度，但會提供簡短的概要，以提升對這些文化差異的覺察。

從啟蒙時代到現代精神醫學的誕生

十六世紀之後，人們對於鬱病開始出現新的態度。維韋斯（一四九二—一五四〇）表達的觀念是，有精神疾病的人應該受到社會的尊重與治療，而不是被貶低詆毀。同樣地，維耶爾（一五一五—一五八八）表示，人不該因為他們「失序的想像」而受到懲罰或責怪，並且強調在患者與醫師之間建立治療關係

BOX1　鬱病觀點的文化差異

伊斯蘭：先知穆罕默德的教誨言明，有精神疾病的人對他們的神來說是寶貴的，應該得到社會合乎人道的對待與照顧。人們認爲像鬱病這種疾病是超自然介入的徵兆，提供這個人鎭靜而適合休息的氛圍很重要。這可能解釋了爲何這個文化被認爲很可能是首先發展出精神病院的文化。

阿育吠陀（Ayurveda）：古印度經典《羅摩衍那》及《摩訶婆羅多》中包含了對憂鬱症的敘述。阿育吠陀是一種印度醫學體系，最早的記述出現在西元一世紀與二世紀。在阿育吠陀中有三種體液，或稱能量（dosha）：風能（Vata）、火能（Pitta）與水能（Kapha）。這些能量的相對關係被擾亂就會導致疾病（跟體液理論相仿）。憂鬱從過去到現在都是根據哪種能量居於主導來分類。風能憂鬱的特徵是焦慮、罪惡感與失眠，可能是由令人不安的經驗所導致。火能憂鬱則表現爲易怒、低自尊與自殺傾向，可能跟工作過度與缺乏陽光有關。水能憂鬱則伴隨著睡眠過多、過食、昏沉，可能是由缺乏刺激所造成。

猶太教：古代猶太教把精神疾病視爲被妖魔附身，並且把這看成是未能維護傳統而被上帝懲罰。患者基本上會受到良好對待，但法律會削減他們在社會上要負的責任。

傳統中醫：根據傳統中醫，憂鬱是由於內臟與連通內臟的經絡受阻所致，這同時限制了通往各種器官的氣（代表能量）的流動，導致氣滯。建議的療法包括針灸、運動，還有「寧心安神」（mood smooth）的藥物：一種特定的中藥混合物，跟萬靈丹（一種古代療方）有些相似之處。

的重要性；這個觀念一直持續到現在。

或許最廣爲人知的文藝復興時代文本，是《憂鬱的剖析》，它的全名是《憂鬱的剖析，它爲何物：它的所有種類、起因、症狀、預後與許多種療法。分成三個主要部分，各有幾小節、支部與次小節。在哲學、醫學、歷史層面上打開來分析。》；此書作者是牛津學者柏頓，一六二一年首度出版，對於鬱病的所有面向提供了一種有些古怪（這份文本的主述者是一位虛構出來的希臘哲學家，小德謨克里特斯）卻很詳細的陳述。柏頓的作品通常被看成是醫學專著，但它其實是從哲學、心理學、生理學、惡魔學、宇宙論、氣象學等視角，對鬱病的不同觀念進行的歷史概述。儘管它有缺陷，這本書仍然是被引用得最廣泛的歷史性論述，其中提到不同類型的鬱病、被提出的生理與心理病因，還有包括祈禱、健康的生活方式、娛樂、與朋友談話等各種潛在療法，以及像是通腸這樣的古老療方。有趣的是，柏頓也是第一批講到貫葉連翹（St John's Wort）療法的人（「如果在星期五晚上的木星時辰摘取」），這種植物被當成現代治療憂鬱症的自然療方。

十七世紀另一位偉大的編年史家是英國醫師兼神職人員納皮爾。他觀察並記錄了超過兩千名精神疾病患者，並且相信這些患者中有百分之二十罹患某種形式的鬱病。納皮爾支持的觀點是，鬱病一詞應該保留給社會階層較高的人。他建議把有相同臨床問題卻較貧窮的患者描述成「垂頭喪氣的」（mopish），這是一種地位較低又比較汙名化的診斷。納皮爾對於疾病的社會分類指出他受到一種假設的影響：眞正的鬱病，與道德優越性還有智力高超有關。在這個時代，鬱病確實變成某些人想得到的性格傾向或診斷。

威利斯（一六二一—一六七五）是這個時期的另一位重要人物，他被認爲是第一批支持鬱病起因是化學物質而非體液理論的人。他指出天氣、過度思考與運動不足，是體內化學狀態崩潰的起因，並且提倡像是含鐵溫泉水這樣的療法。化學理論的興起標誌著體液理論的終結。然而，對人體的研究發展得很迅速，對於循環系統的新理解（如同英國醫師哈維的描述），意味著化學理論很快就被所謂的生理與精神疾病機械化理論（mechanical theories of physical and mental illnesses）所凌駕。

鬱病的機械化理論認爲，在體內的血液、淋巴液跟動物靈力（animal spirits）流動趨緩或停滯時，就會發展出病症。霍夫曼（一六六〇—一七四二）認爲這是因爲不同類型的液體不平衡所致，而荷蘭醫師波哈夫（一六六八—一七三八）等人則舉證是「油膩而富含脂肪的物質」讓血液變濃。相對來說，卡倫（一七一〇—一七九〇）則把注意力集中在神經系統，提出在神經液流動受到擾亂以及神經系統裡的活躍程度降低時，就會導致鬱病。

在大約與這些關於鬱病成因的理論發展的同時，有一些臨床醫師開始提出報告，說鬱病是一種有復發傾向的問題，可能跟躁症有關。舉例來說，一位名叫皮克爾-阿魯法特的西班牙醫師，診斷出國王斐迪南六世有「情感性鬱躁症」（affectivo melancholico maniaca）。有趣的是，他的貢獻經常被忽略，因爲在一八五四年，有兩位法國精神病學者在相隔不到數週的時間裡，描述了相同的疾病（但他們比皮克爾-阿魯法特晚了一百年）。貝拉吉稱之爲「la folie à double forme」（雙重形式的瘋狂），法利特則稱之爲「la folie circulaire」（循環性瘋狂），並且記錄「躁症與鬱病的這種接續，以一種幾乎規律的方式自動顯示出連續性」。

十八世紀也預告了對患者的看法與治療方式都有了改變。其中最廣為人知的改革者是皮內爾，他是一位受過文學、宗教、數學與醫學訓練的法國精神科醫師。在他的作品《精神錯亂的醫學哲學論》中，他把精神疾病區分成躁症、鬱病、癡呆症（dementia）與先天癡呆（idiotism）。皮內爾認定躁症（通常呈現出過度高估自身重要性、自以為有無限的力量）以及鬱病（通常呈現出精神沮喪、憂懼與徹底絕望）是同一種疾病的不同表現。在下個世紀裡，其他人，像是埃斯基羅爾，強化了這個觀念。皮內爾也促進了針對這些疾病的潛在病因，逐漸發展出來的對話討論。例如他指出鬱病可能是家庭不幸、婚姻受阻與野心落空的後果。他也觀察到此病是個人天性加上他們所經歷的壓力的意義所產生的結果；這些觀念呼應了斯多葛派哲學家的看法。

在美國，通常被稱為美國精神醫學之父的拉什（一七四五—一八一三）是一位在費城工作的醫師，也開始發展自己相當複雜的鬱病理論。他為此病發明了兩個詞彙，較不嚴重的形式稱為「哀傷癲狂」（tristimania），「欣快癲狂」

（amenomania）則用來指較嚴重的形式。拉什提出是腦血管的反應（他稱之爲「病態興奮」〔morbid excitement〕的痙攣動作）導致這些症狀，而且他相信讓病人旋轉就會減少發炎，還設計出一種鎮靜椅。雖然這種特別的療法既不愉快也無效果，拉什仍然是備受尊重的臨床醫師，而且是鼓吹爲貧民免費治療的知名社會運動分子。

十八世紀晚期與十九世紀早期，對於鬱病是生物還是心理因素導致的，有著持續的辯論。心理模型仍保留著宗教或道德的色彩。舉例來說，德國心理學學派（German Psychiker School，字面意義是心理學傾向的學派）的成員海因洛特（一七七三—一八四三），把病人的罪孽看成是他們精神疾病的根源。相對來說，葛利辛格（一八一七—一八六八）主張「精神疾病是腦部的身體疾病」。他認爲每種疾病都代表單一腦部疾病的一個階段，這個概念被稱爲「Einheitspsychose」（單一精神疾病〔unitary psychosis〕）。一八四五年，他出版了《神經疾病病理學與療法》，其中強調了他的觀點：精神醫學是一種醫學科學專業。葛利辛格對精神病與精神醫學的觀點，在德國及其他地方很有影響力，並且導致持續到今天的辯論。

我們以一位名聲持續活躍到現代的人來總結這一章，因爲有一間知名精神醫療機構——莫茲利醫院——是以他的姓氏命名的。莫茲利（一八三五—一九一八）認爲瘋狂可以被區分成情感性（affective）與觀念性（ideational）兩種不同範疇。這代表一種重要的觀念，因爲從此開啟了把情緒障礙導致的相關疾病，跟以妄想爲特徵的精神疾病（精神病）區分開來的過程；他也相信精神疾病有生理起因。在許多方面，莫茲利在古典與現代時期之間架起了一座橋樑，而他在精神醫學界執業的時期，大致上也是憂鬱症（depression）一詞被更頻繁使用的時期，鬱病一詞則逐漸保留給這種疾病最嚴重的形式。這是另一個紀元的開始：關於鬱病的醫學理論，開始跟哲學家、心理學家，還有佛洛伊德所描述的哀傷與沮喪的觀念整合爲一。

第二章

現代紀元：憂鬱症的診斷與分類

對鬱病（憂鬱症最嚴重的形式）的早期觀察，指出它可能有生理或心理上的起源，而憂鬱症與躁症可能在不同時期出現在同一個人身上。雖然數百年來關於憂鬱症潛藏起因的理論幾經更迭，但在核心症狀的描述上，還是有程度驚人的一致性：伴隨著睡眠問題與身體不適的哀傷與意氣消沉。然而，精神疾病在十八與十九世紀仍然是個很廣泛的概念，雖然「瘋狂」的證據經常導致當事人被送進精神病院，但對於種種精神疾病的區別或分類，卻只有初步的嘗試而已。

在二十世紀之交，狀況有了巨大的轉變。大家逐漸領悟到嚴重的精神疾病（逐漸被稱爲精神病〔psychosis〕）並不都是一樣的，而「失去理性」可能有不同的形式。也有人描述了較不嚴重卻還是導致失能的精神疾病形式（有時候稱爲精神官能症（neuroses），並且出現對許多這樣的人提供私人門診治療的趨勢。爲了深刻理解這些發展，還有它們如何影響當前對憂鬱症的思考，我們要簡短地回顧克雷佩林與佛洛伊德的貢獻。他們兩位表達的觀念，在上個世紀曾經風行一時，然後變得乏人問津。我們收錄了這些描述，因爲無論現在的專家、臨床醫師或本書讀者是否同意克雷佩林或佛洛伊德提出的觀點，他們的理論很明顯深切影響了我們對於憂鬱症及其治療的理解。

克雷佩林與精神病分類

從過去到現在，克雷佩林一直都是精神醫學領域最有影響力的人物之一。他在一八五六年生於德國北部的新斯特雷利茨。在取得醫師資格後，他在慕尼黑接受精神醫學訓練，當地訓練強調透過研究大腦來找出精神疾病的生理成因。克雷佩林也對其他方法與模型有興趣，曾在萊比錫跟知名的心理學家馮特共事。克雷佩林還在精神病院擔任精神科醫師，後來變成一位教授，然後遷往海德堡，在那裡開始進行讓他聲名大噪的對於精神病院患者的嚴謹研究。他持續爲每個病人寫下檔案卡，註記他們的症狀，還有他們的病程與結果，然後又寫了一系列書名爲《精神醫學》的教科書，在其中描述他對臨床病例的觀察，還有精神狀況該如何分類的新興觀念。克雷佩林強調，我們在很大程度上還不理解精神疾病的起因，而同樣的精神症狀可能會出現在不只一種疾病中，但他指出，臨床呈現的病程與結果可以用來區別有不同診斷的患者次群體。一八九九年，克雷佩林描述兩種不同類型的「功能性」（非器質性）精神疾病：躁鬱性精神病（Manic Depressive Insanity）與早發性失智（Dementia Praecox，我們現在稱爲思覺失調症）。

在克雷佩林的分類中，早發性失智症包含所有缺乏明顯情緒成分的精神疾病，這些患者表現出漸進而持續的惡化，中間沒有任何恢復期；克雷佩林相信這種表現最後會進展到失智。相對來說，有躁鬱性精神病的人通常（但並不總是）展現出情緒、認知與行爲上（指的是活動能力上）的改變。此外，這些變化隨著間歇性而反覆發生的病程之後出現，在每次發作之間會有恢復期。

他指出，躁鬱性精神病一詞描述的是好幾種相關的情緒疾患，而「如同其名稱所示，它在單次發作中會有個自然進展的過程，要不是呈現出所謂的狂躁興奮（意念飛躍〔flight of ideas〕、欣快感與過度活動），就是呈現出有精神性運動抑制（psychomotor inhibition）的奇特精神抑鬱，或者是兩種狀態的混合」。

克雷佩林把鬱病視爲躁鬱性精神病光譜的一部分，並注意到前者的治療常常與後者的

BOX2　躁鬱症或雙極性疾患

克雷佩林把所有情緒疾患都歸類爲躁鬱性精神病光譜的一部分。隨著時間流逝，醫界開始接納另一種模型，該模型假設情緒疾患有兩種不同類別：一種患者會體驗到躁症與鬱症發作，另一種患者則只會體驗到鬱症。「雙極性」一詞的發明，要歸功於德國精神科醫師萊昂哈德，他在1957年用此詞彙描述躁症與憂鬱症陣發性發作的情況，並使用「單極性」（unipolar）疾病來描述只出現憂鬱特徵的疾病。這些詞彙可能是沿用自他的前輩克萊斯特，他是一位德國精神科醫師，曾與萊昂哈德共事。

1966年，佩里斯與安斯特進一步證實了單極性疾患與雙極性疾患之間的區別，他們發現兩種病症可以透過疾病家族史的差異加以區分。1960年代出版的診斷手冊裡首度用雙極性疾患一詞來取代躁鬱症。

治療重疊。他也相信，辨識疾病潛在成因的醫學研究，最終會證實他的分類系統。

對兩種病症（早發性失智與躁鬱性精神病）的認識並不全然是新的，但克雷佩林提供了最清楚也最具決定性的描述。儘管如此，他提議的分類並沒有得到普遍接受，就算到了今天，對於他如何分類某些情緒疾患或人格問題，包括像是慢性憂鬱症等疾病，還是有相當多的爭辯。克雷佩林嘗試發展更有系統的架構，來定義不同的疾病模式與病程進展，他的嘗試至今仍然影響精神疾病的現代分類系統，雖然躁鬱症一詞在很大程度上已經被雙極性疾患（bipolar disorder）所取代（見ＢＯＸ2）。

佛洛伊德與精神官能症的分類

一八五六年，佛洛伊德生於摩拉維亞的小鎮弗萊堡。他是八個孩子中的老大，據說是他母親的最愛。的確，許多談論佛洛伊德早年生活的文本，都很看重他母親稱呼他「我的金童西格」的這項事實。佛洛伊德年少時舉家遷居維也納，他一直在那裡待到一九三八年才移居倫敦，以逃避二戰爆發時對猶太人的迫害。

佛洛伊德在習醫時開始對神經學感興趣，在一八八五年到巴黎的薩爾佩特里埃醫院，在知名神經學家夏爾科門下學習。夏爾科對歇斯底里很感興趣，此疾被描述成一種神經症，因爲病人會經歷像是癱瘓的生理症狀，卻沒有明確的生理性（器質性）基礎。夏爾科利用催眠證明患者的臨床表現與持續的衝突有關，這能夠解釋患者的症狀，並且證明患者的精神壓力可以被轉變或「轉化」成生理問題。夏爾科提出看法，認爲使用催眠暗示可以釋放那些無意識的力量，並帶來改善。

佛洛伊德體認到無意識對行爲有非常強大的影響，並且拓展了催眠的用途，用以揭露當事人對不自覺壓抑的創傷的無意識記憶。透過一連串詳細的案例研究，佛洛伊德發展出理論，解釋過去未解決的衝突如何能夠在後來的人生裡產生出特定的神經症狀與疾病。他接著提出精神分析（psychoanalysis）可以幫忙解決這些衝突，創造出一個比較健全的心理狀態。

佛洛伊德對憂鬱症的概念，可以追溯到他對於心智（他稱之為心靈〔psyche〕）如何被組織起來、人格如何發展、還有神經疾病可能成因的三個假設模型。我們會短暫回顧這些模型，讓大家淺嚐一下其中所欲表達的觀念，但有興趣的讀者或許會希望查詢其他文本檢視這些觀念的細節。佛洛伊德在他的第一個被稱爲心靈地形學（topography of the mind）的理論中指出，心靈有三個部分：意識（the conscious）、前意識（the preconscious，我們現在並未注意，卻能夠利用、也能聚焦於其上的事物）與無意識（the unconscious，我們沒有覺察到，卻能夠影響我們的事物）。

佛洛伊德也描述了人格如何形塑我們的行爲與反應的結構模型，這個理論有時候被稱爲第二地形學。這個模型很重要，因爲它引進了本我（id）、自我（ego）與超我（superego）的概念。根據佛洛伊德的觀點，本我是受到享樂原則（pleasure principle）驅使，也就是一種立即滿足其無意識欲望與官能的需求。自我則致力於用恰當的方式來滿足本我，在本我與外在世界之間充當媒介。自我與現實原則（reality principle）有關，舉例來說，自我容許本我延遲滿足，讓本我的滿足在恰當的時機、以社會能接受的方式發生。佛洛伊德認為我們用一系列的防衛機制（defence mechanism）來維持平衡，例如合理化以某種方式行動的理由，或者持續否認衝動行為的後果。超我是人格中最後一個發展出來的元素（大約在五歲時），而它提供了一種是非感，並且會修正自我的行為。在健康的人格發展中，佛洛伊德認為本我、自我跟超我必須處於平衡狀態。他相信，任何不平衡都會導致發展出像是憂鬱症或焦慮症等精神官能症。舉例來說，佛洛伊德認為如果本我的驅力凌駕了超我，就會體驗到罪惡感，而如果自我壓制了本我，就會產生焦慮。

佛洛伊德的第三個心靈理論關係到童年性發展，還有嬰兒必須成功通過才能變成健康大人的各個階段。這個理論把人類發展分成可以預測的順序，像是口腔期、肛門期與性器期（與伊底帕斯情結有關）等等。佛洛伊德相信，其中任一階段的衝突，都可以解釋後來發展出的精神官能症，還有患者經歷的症狀類型。他也提出某些人格特質，跟未能成功通過某個特定發展階段有關。舉例來說，佛洛伊德提出肛門期的困難，跟強迫症狀的發展有關。相較之下，口腔期的困難會在成人生活中表現爲被動、依賴與自我懷疑等人格特質，他認爲這些特質在有憂鬱症傾向的人身上很常見。

一九一七年，佛洛伊德出版了名爲《哀悼與憂鬱》的名作，在其中比較了鬱病（嚴重憂鬱症）與哀悼（一個人在喪親之痛後經驗到的哀慟）。他將這兩種狀況都描述爲與失落有關，但差異在於不同類型的失落所關聯的感受。在哀悼中，失落在意識層面上獲得承認——死者就是「失去的對象」，而跟喪親之痛相關的感受，像是哀傷與憤怒，都是向外表達的。相對來說，佛洛伊德提出在鬱病中的失落，失去的是「理想客體」，例如失去愛（像是在被拒絕或者關係破裂之後經驗到的感受）。他還進一步指出，不像哀悼，鬱病中的失落在某種程度上是無意識的，而對於失落對象的憤怒會被重新導向自我。此外，佛洛伊德還指出，如果一個人對失落的反應是發展出鬱病，此人要不是回到一個較早的發展階段，就是從來沒脫離該階段。他表示那些可能變得憂鬱的人自我價值感受損了，所以在失去「對象」之後，沒有辦法依靠自己，而這樣缺乏彈性的情況增加了他們陷入憂鬱的風險。

佛洛伊德以症狀與假設的病症發展起源爲基礎，把憂鬱症跟其他精神官能症區別開來。現在他的許多觀念已經被揚棄或者修正，不過他的作品幫助闡明了從「正常哀傷」到憂鬱的連續過程，還有人格特質與疾病症狀能夠如何互相重疊。然而，佛洛伊德的模型主要是從他在維也納的一間私人門診診所，對上流或中產階級婦女所做的工作發展而來——跟克雷佩林觀察並且藉此做出精神病分類的精神病院病例，是非常不同的群體。儘管如此，兩人的觀念都影響了後來定義憂鬱症界線，以及精神疾病的診斷與分類方法的嘗試。

界線：一條分界線，一條標示出範圍極限的線

任何對憂鬱／憂鬱症（depression）的討論都會碰到的問題之一，就是這個詞彙會被不同的人用來指稱不同的事物。對一般大眾來說，「憂鬱」是用來描述正常的哀傷。在臨床實務上，「憂鬱」可以被用來描述負面的心情狀態，這

種狀態在很多疾病中都有可能出現（例如有精神病的人也會表示自己心情憂鬱）。然而，憂鬱症一詞也可以被用來指涉一種診斷。以這種方式使用時，它意味著一系列同時發生的症狀，其中最常見的是心情、思緒、感受與行爲的變化。理論上，所有這些症狀都需要出現，才能做出憂鬱症的診斷。

診斷（diagnosis）一詞源於希臘文，由「dia」（分開的）和「gignokein」（識別或知道）組合而成。在任何醫學專科，做出診斷的第一步就是衡鑑會談（assessment interview）。在精神醫學以外的醫學分支，可以透過很多調查方式來輔助診斷過程。舉例來說，疑似缺血性心臟病的診斷可以靠著進行血管攝影來確認（這個測試會把一種特製染劑注射到血管中，這樣就能看到供應心肌血液的血管有沒有任何變窄的跡象）。精神醫學中沒有任何實驗室測試，這意味著憂鬱症的診斷仰賴臨床判斷與症狀模式的識別。這有兩個主要問題。首先，診斷代表試圖把「有／無」或者「是／否」的分類，強加於一個在現實中有多種面向、而且持續度與嚴重性各有不同的問題上。而且，許多症狀很可能跟先前就存在的人格特質有幾分重疊。合併來看，這意味著憂鬱症或憂鬱症狀應該從哪裡開始被看成是一種精神疾病，也就是說，在一條從健康到正常哀傷、再到疾病的連續體上，要把分界線擺在哪裡，一直是有疑慮的。其次，對於哪些症狀加上功能受損的組合，能夠從臨床介入中獲益，多年來都缺乏一致認同的看法。直到今日，主要問題的來源之一，就是醫界對於治療門檻在哪裡、或者決定使用哪種療法缺乏共識。

這樣的問題損害了情緒疾患的研究與臨床實務，也損害到公眾對憂鬱症的概念及其治療原則的信心。數十年來，國際社會一直努力要引進以判準爲基礎的精神疾病分類，藉此讓診斷方法標準化。BOX 3提出了一個例子，是根據美國精神醫學會的《精神疾病診斷與統計手冊》（第四版）用以診斷重度憂鬱症（major depression）的判準（這組判準並不是最新的，不過我們選擇這一組，是因爲它們比某些別的判準更容易消化）。應用這些判準的流程要經歷幾個步驟。例如，如果這個判準確定某個人回報的症狀可以被歸類爲憂鬱症，接著就要對症狀強度做出多方面的評分，以便釐清這種憂鬱症應該被視爲輕度、中度還是重度。也有可能採取其他步驟。例如，有可能具體指出病情表現的額外

BOX3　重度憂鬱症診斷判準範例

A. 在同樣兩週期間，出現以下症狀中的5種（或更多），而且代表跟先前功能相比發生了變化；至少出現（1）心情沮喪、或者（2）失去興趣或樂趣，其中一種症狀。

（1）根據自己主觀感覺或觀察者報告，一天中大半時間心情沮喪，且幾乎每天如此。

（2）一天中的大半時間，對於所有或幾乎所有活動的興趣或樂趣明顯降低，且幾乎每天如此。

（3）沒在節食體重卻有顯著的下降，或者增加，或者食欲幾乎減少或增加。

（4）幾乎每天失眠或嗜睡。

（5）幾乎每天都有精神運動性激躁或遲緩（psychomotor agitation or retardation，可被其他人觀察到，而不只是主觀感覺到煩躁不安或動作緩慢）。

（6）幾乎每天都疲倦或失去精力。

（7）幾乎每天覺得自己毫無價值、或者有過度或不合理的罪惡感。

（8）思考或集中注意力的能力下降，或者猶豫不決，且幾乎每天如此。

（9）反覆出現關於死亡的念頭（不只是恐懼死亡），沒有具體計畫但有反覆出現的自殺意念，或者有自殺嘗試，或有自殺的具體計畫。

B. 症狀不符合混合發作（mixed episode，憂鬱症與躁症的共同發作）的判準。

C. 症狀導致患者在社交、職業或其他重要功能領域中有臨床上顯著的痛苦或損害。

D. 症狀不是因爲某種物質（例如濫用藥物，或受到某種用藥影響）或者一般醫學疾病（例如甲狀腺機能不全）所造成的直接生理學影響。

E. 症狀無法以喪親之痛來做出更好的解釋。（有趣的是，這個判準在新版的分類系統裡被排除了。）

特徵，像是憂鬱是否伴隨著任何喪失現實感的現象（精神病性憂鬱症〔psychotic depression〕）等等。

仔細檢視這份辨識憂鬱症的判準就展現出，診斷主要仰賴對當事人當時呈現狀態的橫向評估。同時被強調的還有呈現的現狀應該代表一種偏離當事人平常狀態的改變，因爲這個步驟有助於開始把病症發作與長期個人特徵區分開來的過程。釐清個人任何終身問題的縱向歷史也能幫忙確定某些事情，例如當事人是否先前經歷過躁症（在這種狀況下，他們的診斷會被修正爲雙極性疾患），或者他們是否有慢性憂鬱症病史，有也許較不嚴重、卻還是非常讓人衰弱的持續症狀（這種狀況通常被稱爲輕鬱症〔dysthymia〕）。此外，評估當事人是否有其他心理或生理疾病也很重要，因爲這些疾病可能經常跟憂鬱症一起出現。

現在引進的精神疾病分類系統本來是在美國（《精神疾病診斷與統計手冊》，簡稱ＤＳＭ）與歐洲（國際疾病分類〔International Classification of Diseases〕，簡稱ＩＣＤ）分別發展出來的。然而，在對於這些分類系統的最新修正中，醫界做了些嘗試，要讓診斷方法更緊密相符，以增進國際間的一致性，並確保各團體在溝通和比較的是相同的問題。在缺乏診斷測試的狀況下，現行的分類系統仍然仰賴專家對於症狀概況的共識。

分類系統不是靜態的，而被承認的憂鬱症表現範圍，以及它們在分類手冊中的位置，一直隨著時間在變化。舉例來說，在《精神疾病診斷與統計手冊》的早期版本（受到佛洛伊德的憂鬱症模型影響）中，持續但較溫和的憂鬱症狀（被稱爲輕鬱症）主要被視爲一種人格類型，所以被放在分類教科書裡的那個類別中。《精神疾病診斷與統計手冊》後來的修訂版較少奠基於未經證實的理論模型，並試圖以經驗證據當作分類決定的基礎。幾項研究指出重度憂鬱症跟輕鬱症的症狀有許多重疊之處，有百分之八十的輕鬱症患者在一生中的某一刻，都曾體驗過一次重度憂鬱症。因此，有人主張輕鬱症應該被重新歸類爲情緒疾患的一種。

調整一項疾病在分類系統裡的位置，可能看似一種學術或知性運動，但認識到這樣的調整可能帶有重大含義是很重要的，因爲診斷與分類的角色之一就是指導治療決策。輕鬱症的重新定位，意味著提供的治療從只有心理治療（一種建議的介入措施，用以處理當事人因爲特定人格特質而經歷的困難），變成同時包括心理諮商與藥物治療（例如許多情緒疾患使用的）的選擇。然而，這個簡單的例子暴露出現行系統的弱點。就算以新科學發現爲基礎，能夠證明改變分類系統的合理性，這些變化還是有受到偏見影響的潛在可能，所以分類系統爲何會在某些方面引起懷疑，是顯而易見的事情。

總而言之，一個分類系統要有用處，就需要可靠而有效。如果一項診斷是可靠的，醫師們在面談呈現出同一組症狀的病人時，就能做出相同的診斷。如果一個診斷具有可預測的有效性，就意味著有可能預測得到同一診斷的人未來的病程，並且預期他們對不同的治療方式可能有何反應。數十年來，缺乏可靠性讓精神疾病診斷的可信度受到嚴重影響，以至於從一九五〇年代到二〇一〇年之間，大部分的分類系統修正都把焦點放在改善診斷可靠性。然而，對於診斷有效性的關注不足，直到這一點改善以前，憂鬱症的診斷判準會繼續被認爲有些獨斷（比方說，幾乎沒有經驗證據支持用「九種症狀中出現五種，持續兩週」這樣一刀切的標準，來診斷憂鬱症的重大發作）。

在憂鬱症的存在是否該被視爲獨立實體、還有關注其治療原理的討論中，經常會提出憂鬱症診斷與分類系統的弱點。値得注意的是，一般醫學對於健康–疾病的範圍是用同樣的方法做決定的。舉例來說，血壓高低其實是一個連續體的變化。然而，在一個人的血壓測量値達到某個預先定義的高度時，我們就會認爲，這個人現在符合高血壓診斷的具體標準。根據數値變化偏離他們那個年齡與性別正常値或平均値的程度，醫生會對患者提供不同的介入措施。患者可能會被要求參加定期的控管療程，並且改變他們的生活方式。然而，如果問題持續，或被認爲更加嚴重，醫生可能就會建議一系列其他介入措施與藥物治療。這種方法被廣泛視爲是處理這種常見身體健康問題的理性做法，然而對於憂鬱症，同樣的「階梯支援」(stepped care)方法卻常受到嘲笑。這暴露出一般身體健康問題跟心理健康問題似乎存在雙重標準——同樣的臨床管理方法，用在憂鬱症上面就被視爲不科學或者有爭議。

値得注意的是，在缺乏客觀實驗室測試的狀況下，現行的憂鬱症診斷方法確實有實用主義上的益處。我們可以主張，在跟某一組症狀相關的痛苦嚴重性、持續時間與程度，還有社交障礙的程度，都達到一個公認的門檻時，這個問題就有正當理由得到臨床上的關注，當事人也應該得到幫助，來處理這些經驗。

第三章 誰有罹患憂鬱症的風險？

用更一致的診斷判準來辨識有憂鬱疾患的人，其中一項好處就是可以進行國內與國際的比較。大規模研究讓我們有可能估計憂鬱症的整體盛行率，重複調查可以偵測到盛行率隨著時間而產生的任何變化。我們可以按照國家、文化、經濟與社會地位，還有像是年齡、性別、婚姻狀態等其他人口統計學特徵，來比較憂鬱症病例的分布。對於什麼人有罹患憂鬱症的風險、在什麼時間點最有可能發作，以及要發展理論說明哪些因素可以降低罹病風險、或提供保護時，任何次團體之間的差異都可以提供重要的洞見。

在本章我們探究憂鬱症的流行病學（這指涉到憂鬱相關狀態的分布與決定因素），提出在人生不同時期出現憂鬱症的例子，並且討論某些與性別相關的議題。最後，我們會強調自殺防治的某些現行思維。

流行病學

世界衛生組織會估計，每年全球都有超過百分之五的人口處於憂鬱狀態，而其中大約百分之十五會在人生中的某一刻經歷憂鬱症。一次發作平均會持續四到八個月，但復發很常見，大約百分之五十的憂鬱症病例會在五年內至少再發作一次。遺憾的是，世界衛生組織報告顯示，經歷過憂鬱症發作的人裡只有百分之二十五有辦法取得有效的治療。然而，在這些主要數據背後，估計比率會有相當大的變化——所以這裡選擇的幾個例子，就是爲了闡明某些這樣的差異。我們要強調，我們討論的議題清單並未一網打盡，不過我們選擇的主題是要顯示研究人員如何利用這些資料開始發展理論，說明爲何某些亞族群比較容易或較不容易變得憂鬱。

地理分布

憂鬱症的盛行率在不同國家或大陸並不一致。舉例來說，根據報告，法國與美國的盛行率特別高。這一點的理由並不清楚；印度同樣有高盛行率，而某些最低的盛行率數值出現在台灣與中國。有某種看法是，國民生產毛額（GDP）或許比地理區隔更能夠部分解釋這些比率上的差異——憂鬱症在高收入國家（盛行率大約百分之十五）比低收入與中收入國家（盛行率只略微超過百分之十）更常見。

很早就有人認爲（首先提出的是思覺失調症的研究者），比起工業化或都會環境，農業社會可能是壓力較小的生活環境，還有這樣的社群可能對於有憂鬱症的人會比較寬容與支持。目前不太清楚這是否能夠解釋憂鬱症盛行率的地理差異，不過從像是印度這樣的國家取得的資料很有意思，因爲這是一片正在經歷顯著社經變化的大陸。有人提出，轉型地區可能會表現出更大的不穩定性，因爲都會區與農村環境間的價值觀衝突，可能會增加這些地區的壓力程度。有理論指出，這些地區中容易罹患憂鬱症的人口比起住在較穩定地區的類似人口，更容易經歷憂鬱症發作。相對來說，有人主張某些國家（像是中國）的憂鬱症發生率較低的原因或許在於，某些人或社會群體仍然比較不可能辨識或承認有心理問題，或為此求助。

文化與族群

憂鬱症及其症狀，在不同族群與文化中可能有不同的表現。這種現象的簡單例子可參見二〇一二年在美國發表的一項大規模社群研究。西班牙裔美國人與美國白人的憂鬱症年盛行率幾乎相同（大約百分之七），美國黑人稍微低一些（只略超過百分之六），亞裔美國人大約是百分之三，但阿拉斯加原住民有大約百分之十。報告中的比率有可能會受到個人對憂鬱症的看法所影響。我們也已經知道在某些文化或族群中，憂鬱症的身體經驗（像是精力低落、食欲不振與睡眠困擾）會得到的關注，比精神或情緒症狀來得多。舉例來說，來自亞洲國家或文化的人比較可能回報的是身體症狀，因此報告中顯示憂鬱症盛行率低，其實可能低估了實際上的發病率。或者，不同的發病率可能不是因為症狀回報上的差異，而是在這些不同族群或文化中，可能有特定的風險或保護性因素在起作用，修正了這些不同亞族群在美國發展出憂鬱症的風險程度。

社會經濟

二〇一〇年的一項調查比較了德國、美國與英國的憂鬱症發生率，發現憂鬱症在回答者裡最貧窮的子樣本中最爲盛行（百分之十八到二十七），在最富有的子樣本中則最低（百分之四到十）。其他研究指出，失業者的憂鬱症發生率比就業者高出三倍。這些資料通常被認爲具有爭議，主要是因爲不同的政治團體會用不同方式詮釋（使用或濫用）這些資料。然而，必須承認的是，盛行率增加的證據本身並未解釋因果的方向性，也就是說，我們不能假設失業增加了憂鬱症的可能性，因爲有可能是憂鬱症先出現，削減了一個人獲得且維持工作的能力，然後對於收入水準與生活品質造成連鎖反應。事實上，在這個例子裡，這層關係很有可能是雙向的，失業增加了憂鬱症風險，憂鬱症也增加了某人失業的風險。

初次發病年齡

在國際研究中，憂鬱症第一次發作的平均年齡是二十歲代中期到晚期；而已有報告指出，比起收入較高的國家，收入較低國家的初次發病年齡提早了兩歲。在美國進行的大規模社群研究中，十八到二十五歲組的一年內憂鬱症發生率（大約十人中有一人），比任何其他年齡組都要來得高。就全世界來說，大約百分之四十的人表示他們憂鬱症初次發作是在二十歲之前，而大約有百分之五十的人表示自己的憂鬱症是在二十到五十歲之間開始，同時只有百分之十的人說他們的初次憂鬱症經驗是在五十歲以後。

有趣的是，有證據顯示在過去五、六十年裡，憂鬱症發病率與初次發作年齡發生了變化，在第二次世界大戰後出生的人，一生中至少經歷一次憂鬱症發作的風險增加了，第一次發作的起始年齡也下降了。對於這些時間上的變化，被提出的解釋存在觀點上的不同，其中一個觀點是從這個概念變化出來的：報告中，憂鬱症發病率的增加其實提供了醫療化的證據，也就是說，正常的哀傷被誤診為疾病。其他被提出的解釋包括，憂鬱症發病率增加是所有社會成員都更容易取得健康服務所造成的人為結果（也就是說，憂鬱症發病率沒有變，但被偵測出來的程度增加了），或者是有更多人準備好求助了。

如果醫療化或者尋求治療態度的改變，無法解釋已觀察到的憂鬱症發生率與初次發作年齡的變化，考量其他理由會很有意思。這種數字上的增加發生的時間相對來說很短，這意味著不太可能用遺傳學來解釋，因爲基因組成的變化只有在數百年後才會變得明顯。然而，社會與環境變化可能在數十年內就會對我們的健康與福祉產生衝擊。舉例來說，有研究指出二戰後藥物與酒精使用量的增加，可能部分解釋了憂鬱症的增加。

性別

報告一致顯示女性的憂鬱症發生率是男性的兩倍。無論是針對未治療或治療中人口群體的調查，都發現了這種性別差距，因此這個現象不能只歸因於受苦的女性比較傾向承認、回報病情或尋求治療。有人從荷爾蒙影響到社會角色差異面向提出過其他解釋，我們將會在第四章討論這些解釋。

婚姻狀態

從跨文化的角度來看，失去伴侶（無論是因爲死亡、離婚還是分居）跟憂鬱症發生率增加有關。已婚男性憂鬱症發生率最低，分居或離婚的男性發生率則較高。在女性方面，這種關聯較不明顯。人們對於這些發現提出過許多解釋，但都無法直接給出答案。比方說，我們並不確定是有憂鬱症導致婚姻失敗，還是離婚或分居的壓力（或者導致這種狀況的理由）才是憂鬱症的成因。或者說，像是人格異常這樣的其他獨立因素，可能增加某人變得憂鬱的可能性，也會干擾他們維持長期關係的能力。

人生不同階段的憂鬱症發生率

在這一章剩下的部分，我們會探索童年與青少年時期的憂鬱症、生育年齡婦女的憂鬱症，還有男性的憂鬱症以及與生理健康問題同時發生的憂鬱症。然後我們會強調跟自殺有關的議題（這在年輕人或較年長的成人身上最常見）。

童年

憂鬱症多年來被視爲一種屬於中老年人的疾病，兒童與青少年則被認爲不會受到這種經驗的影響。此外，指出各種憂鬱疾患可能在童年時期發作的少數異議之聲，並沒有多少證據可以引用，因爲通常要超過十八歲才可以研究參與。從大約一九七五年開始，有幾個心理衛生研究單位開始質疑「兒童憂鬱症不存在」這種既有看法，開始進行幾項設計精細的長期追蹤研究，在數年之中對兒童與青少年進行數次評估，調查有多少兒童變得憂鬱，還有這些兒童中有多少人反覆經歷憂鬱症發作、發展出躁鬱或者其他心理健康問題，以及有多少人有過單獨一次的憂鬱症發作，卻沒有任何後續心理健康問題。實際上，從這些研究裡得到最重要的發現不只是單純的數值運算，因爲這些發現對男孩與女孩在青春期前後的風險與保護因素，還有憂鬱模式的差異，提供了某些重要的洞見。

在十一歲以下的兒童中，憂鬱症相對較不常見。沒有證據顯示這些前青春期兒童和其他年齡群體一樣，出現女性居多狀態；確實有某些研究指出，憂鬱症在年輕男孩中的盛行率實際上高於女孩。有意思的是，許多兒童的憂鬱症並非單獨發生，其症狀通常會混合了焦慮或易怒。更進一步說，憂鬱症通常不是這個孩子遇到的第一個問題。大約五分之四患有憂鬱症的幼童，其憂鬱症是自閉症或破壞行爲等其他困難的併發症。某些研究人員推測，在這些兒童身上觀察到的憂鬱症狀（像是精力不足與睡眠模式改變），可能代表一種「疲倦症候群」（exhaustion syndrome），是因爲跟其他問題相關的高度壓力所造成的後果。這個觀念很重要，因爲它跟壓力荷爾蒙系統過度活躍在導致憂鬱症狀中扮演什麼角色的理論重疊（見第四章）。在這些大規模研究中有另一個值得注意的發現：有憂鬱症家族史（例如父或母、或者父系或母系的祖父母，其中曾經有人接受憂鬱症治療）的兒童，在人生早期經歷憂鬱症發作的可能性，是其他兒童的四倍，而如果他們發作過一次，就比其他兒童更有可能再度發作。

有些人懷疑成人憂鬱症是不是一種「被製造出來的」病症，這也爲五至十一歲兒童憂鬱症的報告開闢了新戰場，考慮到這對治療性介入措施會有什麼影響時更是如此。許多臨床醫師對於開立爲成人疾病研發的藥物給較年輕的人抱持謹愼態度，這一點是相當可以理解的。研究指出，像是認知行爲療法與家庭治療等談話治療可能很有用，但最近的努力也轉向另一個概念：在可能有罹病風險的較大幼童群體中，增加他們的適應能力，設法降低發展出憂鬱症的可能性也很重要。舉例來說，這個概念已經促使人們在學校課程表中納入提倡心理健康的活動，以及引進社交情緒學習課程（social-emotional learning, SEL）的益處。更具體的憂鬱症防治策略則包含了提供兒童正念訓練的計畫。

青少年時期

任何人要是花個幾天的時間跟青少年相處，就會覺察到他們高度多變又短暫的情緒狀態、睡眠模式與自尊，但可能也會常見到其強烈的痛苦。因此，要確定青少年正常的不快樂狀態會在何時演變成有理由採取治療性介入措施的臨床憂鬱症發作，是相當大的挑戰。話雖如此，近期某些研究指出，憂鬱症在青少年中的盛行率，跟在較年長成人中是一樣的。

青少年憂鬱症研究的重要洞見之一在於，盛行率急遽飆高的重點似乎是青春期，而不是實際年齡。這指出荷爾蒙改變可能很重要，而青春期後年輕女性的憂鬱症發生率是年輕男性兩倍的這個發現也支持此一假設。如同我們在較年幼兒童身上注意到的，比起沒有任何憂鬱症或躁鬱症家族病史的青少年，有前述任一疾病家族病史的青少年，有較大的風險在成年早期發展出憂鬱症，而在情緒疾患一再復發的青少年身上也比較常發現家族病史。

許多年輕人經歷的人生事件在發展上是正常的，但還是可能會觸發憂鬱症發作。與同儕團體相處有問題、關係瓦解、應付離家獨立以及使用藥物與酒精等，都可能加速了憂鬱症的發作，對於因爲其他理由（像是有情緒疾患家族病史）可能更容易罹患憂鬱症的人來說，尤其如此。學業表現與經濟問題也可能會在這個年齡層發揮作用。舉例來說，沒有工作、沒有接受教育或訓練的年輕人（所謂的「尼特族」）的憂鬱症發生率，比非尼特族同儕高出三到五倍。要釐清錯綜複雜的因果關係很困難，但這個發現足以展現出任何針對青少年與年輕成人的憂鬱症介入措施，都不能只侷限在治療憂鬱症狀，而很可能需要包含幫助他們重新跟社會與校園網絡接軌。

並不讓人意外的是，青少年對於服用憂鬱症藥物經常有矛盾心態。此外，年輕男性不覺得參與像是談話治療這類其他可行的介入性治療是件容易的事。有人提出某些解決這個兩難的方案，包括利用活動取向與行爲取向團體來幫忙處理憂鬱症的症狀，並且探究如何利用電子媒體，像是網路手機應用程式或者以網路爲基礎的電腦程式。澳洲等國家正在進行研究，提供前述這些選項給所有學校特定年級的學生（例如那些正在考學校最後期末考的人，而這個考試結果會決定他們將來進入高等教育的前景）。以這些年級的學生爲目標的立論基礎在於，我們可以預測，學生在面對這種壓力因子時，憂鬱症發生率會提高，而預防可能會比治療更好。

許多確實經歷過憂鬱期的年輕人會發現這樣的心理問題只侷限於青少年時期。然而對其他人來說，這宣告的是一種可能影響他們多年的疾病開始了。設法辨識出最有可能發展出復發情緒疾患的年輕人是研究重點。此外，設法區分可能經歷憂鬱症反覆發作的人，還有可能發展出躁症和鬱症發作的人很重要。到目前爲止，線索很少。舉例來說，我們現在知道有百分之七十在成年早期發展出雙極性疾患（或稱躁鬱症）的人表示，他們在青少年時期曾經經歷過憂鬱症發作。而且比起憂鬱症反覆復發的人，他們憂鬱症的初次發作年齡通常會稍早一些。然而，辨識出這些有憂鬱症病史、可能也有躁症風險的年輕成人，是一種相當大的挑戰，因爲可能是躁症部分表現的行爲，像是冒險、失控行爲、熬夜、在派對裡成爲矚目焦點等等，並不必然是青春期晚期的疾病症狀。

就現在來說，有雙極性疾患家族病史，是可能辨識出哪些年輕人將來有較高機率經歷躁症的少數因素之一。準確預測未來罹患雙極性疾患的可能性，我們目前的能力還很有限，而這是進行有效治療的顯著障礙。好幾個針對雙極性疾患患者的調查指出，對患者及其家屬來說，最重大的問題之一就是耽誤了辨識出問題並提供最適當介入措施的時機。

要設法辨識出哪些人到頭來會發展出雙極性疾患，還有一個問題：就算某人有高於平均的風險，終其一生，還是不太可能經歷躁症發作。現有的估計是，具有多重風險因素的人之中，只有不到三分之一的人會發展出完整的雙極性疾患。因此，開始把已經確定罹病的較年長成人慣用的治療方法，開立給有風險、卻還沒診斷出雙極性疾患的人，這種做法並不合理。某些研究人員已經把重點放在發展對降低風險率有高度益處的介入措施。這些措施包括一些非醫療方法，像是管理生活方式還有心理教育計畫，可以幫助年輕人管控任何初步症狀或者處理社交問題，卻沒有某些藥物治療可能會出現的副作用或負面影響風險。然而，還沒有充足的證據支持在日常臨床實務上引進這些策略。

生育年齡婦女的憂鬱症

我們不考慮女性憂鬱症的所有表現，而只討論兩種跟生育有關的憂鬱疾患，也就是產後憂鬱症（post-natal depression）跟產後精神病（puerperal psychosis）。

嬰兒誕生通常是件值得慶祝的事，而與此相關的產後憂鬱症，在近親以外的人眼中，常常難以解釋。一般人很容易接受新手媽媽在剛生下孩子的那幾天裡可能會覺得情緒化或者想哭，這時母親體內的荷爾蒙濃度急遽下降，身體開始感覺疲憊，或者父母雙方都覺得快被照料新生兒的責任給淹沒了。然而，與這些瞬息即逝的「嬰兒憂鬱」不同，母親更劇烈而持續的憂鬱症發作有必要被看作一種非常嚴重的問題，需要及早介入。提供給患者的任何治療方法也必須直接處理母親對於自己陷入憂鬱而表達出的罪惡感。

在大多數的狀況下，產後憂鬱症的跡象與症狀反映了發生在其他時期的憂鬱症會出現的狀況，不過產後憂鬱症不同之處在於它對嬰兒的潛在影響。憂鬱症不只會損害母親對自己的照護與生活品質，也可能影響對嬰兒的日常照護。重要的是，這可能讓哺餵母乳的計畫變得複雜，因爲某些抗憂鬱藥物會滲透到母乳中，透過這個途徑傳遞給嬰兒。這段時期的憂鬱症會影響母親與孩子之間建立連結的過程，因爲憂鬱的母親可能比較無法跟嬰兒互動或者以溫暖而一致的方式回應自己的孩子。不幸的是，母親對自己這種行爲的感受可能會讓她的憂鬱惡化並延長，而她可能會認爲自己是個壞母親。顯而易見的是，像這樣的自我批評會讓一位新手媽媽跟她身邊的人很難應付憂鬱症。

既然針對母親的介入措施也有助於孩子的福祉，因此許多臨床方案是以早期辨識並治療產後憂鬱症爲目標。許多產科與助產士服務利用篩檢問卷，設法盡可能早點偵測出問題。這種作業已經辨識出憂鬱症狀出現的時機跟某些非常重要的議題有關。與所有想懷孕的女性從頭到尾都會非常滿意快樂的假設相反，似乎有許多所謂的產後憂鬱症症狀，實際上可能在產前就開始了。這個發現對於提供給懷孕婦女的支持與照護具有重大含義，並指出篩檢方案需要更早開始。

如同第四章將會討論的，如果懷孕婦女在產前開始經歷憂鬱症狀，那麼她的壓力荷爾蒙系統很有可能會更加活躍。進一步說，*母親與嬰兒之間的直接連結*（透過胎盤），意味著像這樣的荷爾蒙過度活躍，可能會在某些情況下影響到孩子在生命早期的壓力反應（因爲荷爾蒙可以穿過胎盤，影響胎兒壓力荷爾蒙系統的發展）。整體看來，這個研究強調了治療與懷孕跟生產有關的憂鬱症，對於婦女與孩子的短期與長期福祉都很重要。

產褥期精神病，又稱產後精神病，並不常見，大約在一千個懷孕的案例中只會發生一個。產後精神病被認爲跟雙極性疾患有關，症狀可能伴隨著喪失現實感或精神病症狀（幻覺與妄想），而且經常伴隨自殺意念、或者對傷害嬰兒的恐懼。歷史上一直都有人清楚指出這種問題，第一例精神醫學描述被認爲是奧西安德在一七九七年所留下。顧奇在一八三〇年代對這種病況的描述，讓人稍微了解這種疾病究竟是怎麼回事：「病人咒罵、低吼、朗誦詩歌、言談猥褻，大吵大鬧到家中雞犬不寧。」

在一篇精神醫學史的論文中，馬蘭針對十九世紀精神病院中被診斷出產後瘋狂（puerperal insanity）的婦女所做的病例註記，提供了一份優雅的文獻回顧。馬蘭的文章中描述了產後瘋狂不同階段，包括了像是遲鈍與再度變得言行古怪，這種狀態現在不再被認爲是此一病症的表現了。重要的是，這種疾病很顯然常常受人批判，被看成跟性欲、違背婦道與母職規範有關。產後瘋狂被歸咎於生產的生理本質，但也被歸因於像是貧窮、營養不良、困難的家庭關係及壓力等社會因素。治療方法包括將母親養到肥胖爲止，還有休息跟補充營養。英國文學中被認爲描述產後精神病最知名的短篇小說之一，就是吉爾曼的〈黃色壁紙〉。其中對疾病經驗的描寫，還有文中女子被她丈夫與他的醫界同僚有意無意虐待的描述，讓這個文本經常成爲爭議的主題。

在今天，產後精神病被公認是一種極端嚴重的疾病，通常被看成一種需要在專責母嬰病房中住院治療的緊急醫療狀況。只要讀過幾份已發表的針對孕產婦死亡（定義爲發生在孕期或嬰兒出生後一年內的死亡）的機密調查，就可以明顯看出這個問題引起高度關注的理由。像是《母親爲何而死》這樣的文件強調了悲劇性的自殺是新手母親的主要死因。這也是母親殺死兒女的最常見原因，她們之所以殺死自己的孩子，通常是出於一個令人心碎的信念，也就是她們相信這樣做是將孩子從未來的受苦中拯救出來（見BOX4）。

男性憂鬱症

憂鬱症實在太常被呈現爲一種「女性病症」，以至於直到最近，提倡健康與相關公共資訊的運動才意識到需要針對男性人口釋出訊息，以改善對憂鬱症的辨

BOX4　殺嬰

在19世紀，產後瘋狂被當成殺嬰案的一種辯護方式，而這在當時的歐洲被視爲一個重大公共衛生問題。直到今日，產後憂鬱症或產後精神病仍然是跟殺嬰有關的最常見的診斷，而如果得到法庭承認，犯人通常會得到比其他形式的謀殺較寬容的懲罰。

識，並且增加男性對治療的參與。男性跟女性的憂鬱症患者所經歷的症狀本質上幾乎沒有差異，不過在如何表達痛苦、或者對症狀有何反應等方面，可能有性別上的差異。舉例來說，男性更有可能變得退縮，而不是尋求他人支持、或者對他人吐露心事，他們可能變得對外更有敵意，也更傾向於利用酒精來應付自己的症狀。同樣相當明顯的是，男人可能比較難接受自己有心理健康問題，他們更可能會否認這一點、延後求助，甚至根本拒絕求助。

憂鬱症發作並沒有專屬於男性的原因，但某些人生事件確實看似跟這個問題的發展特別相關。舉例來說，失業、退休、失去伴侶，還有社會角色改變，可能都是男性憂鬱症的風險因素。此外，慢性生理健康問題或日益嚴重的失能也都可能是引發的因素。

生理疾病與憂鬱症之間的關係相當複雜。人憂鬱的時候，可能會主觀認爲自己整體的健康狀況比其他人差；同樣地，生病或疼痛的人可能會變得憂鬱。某些醫療上的問題，像是甲狀腺功能低下（hypothyroidism），可能產生實質上與憂鬱症無法分辨的症狀。整體來說，有慢性生理疾病的人，罹患憂鬱症的比率幾乎是沒有這種問題的人的三倍。證據顯示，罹患憂鬱症會讓患者發展出某些疾病的風險變得更高，例如冠狀動脈心臟疾病、中風、某些癌症跟某些類型的糖尿病。這些發現變得越來越重要，因爲研究指出某些這樣的問題有共同的遺傳風險因素。臨床上來說，醫師與精神病學家現在認識到可以透過同時治療憂鬱症及生理疾病，來改善生理疾病的結果，而現在有許多慢性生理疾病的治療方案都已考慮到了這個問題。

自殺

要在這本簡短的書裡詳細描述自殺潛藏原因的複雜性、自殺風險的臨床評估及其控管，是不切實際的。然而，寫到情緒疾患，就不可能不承認憂鬱的人比社會中的任何其他群體都更有可能自殺。在這個簡短的討論中，我們會凸顯評估自殺率的某些困難、對於當前自殺率的了解，並且對某些爭議（像是自殺率與經濟衰退、模仿自殺等）提供一些評論，還有說明哪些策略實際上降低了人口群體中的整體自殺率。

收集自殺資料有個長期存在的問題，就是許多宗教與文化都將自殺視爲敗德罪惡或不合法的行爲。這產生了幾種後果。舉例來說，驗屍官與其他政府官員常常努力避免把可疑的死亡視爲自殺，這意味著實際自殺率可能被低估了。而且，在自殺非法的國家，把這種行爲視爲犯罪，這意味著遺族常常會經歷進一步的痛苦與汙名化。人們對自殺的態度已經開始轉變，但對於這個主題的禁忌造成收集資料與理解自殺理由的困難。此外，人們也重新審視關於自殺的定義，癌末患者的輔助死亡與「死亡權」的辯論，展現出這總是個會帶來強烈情緒、有可能同時激起同情與爭議的議題。

根據世界衛生組織統計，全世界每分鐘就有一個人自殺；換算成人數，相當於每年約有一百萬人。所有精神疾病都會增加過早死亡的風險，但憂鬱症與雙極性疾患的風險最高，這兩者的自殺率比一般大眾多了十五到二十倍。在過去半世紀中，自殺率顯著上升，不過同樣明顯的是，不同國家之間的自殺率差異很大。根據資料，穆斯林國家與拉丁美洲國家的年自殺率最低（大約每十萬人中有六人自殺），前東歐國家最高（大約每十萬人中有三十人自殺）。男性比女性更常死於自殺，男性也傾向使用比較激烈的自殺方法，像是上吊或槍擊，女性則比較可能以服用過量藥物的方式自殺。

自殺風險在人生的各個階段略有起伏變化，風險最高的兩個年齡層是十五至二十四歲，以及六十五歲以上。西方國家年輕男性的自殺率大幅上升，人們普遍認爲可能促成這項結果的原因包括有管道取得致命手段（像是汽車廢氣）、高酒精攝取量、缺乏支持管道或及時幫助，以及失業。有研究表示自殺率會根據經濟繁榮與衰退的變化出現波動，一份近期發表的文章也認爲，增加（超過預測值）的一萬件自殺跟歐洲最近的經濟衰退有關。這些發現跟早期那些強調社會因素對個人可能有影響的自殺理論有某些相似之處。

一八九七年，法國社會學家涂爾幹出版了他的自殺研究，主張比起個人特質，自殺原因跟社會因素的關係更大。他觀察到自殺率會隨著時間與地點而變化，舉例來說，跟戰爭時期相比，自殺在和平時期較不常見，經濟蕭條時期則比經濟繁榮時期有更高的自殺率。他想用情緒壓力以外的因素來解釋這些變化，像是個人自覺融入社會的程度，並且發展出一種類型學，來描述不同形式的自殺（見BOX5）。

大多數有憂鬱症的人可以從疾病發作中恢復，也確實恢復了，而就算他們經歷了進一步的復發，自殺還是一種相當罕見的結果。儘管如此，自殺被視爲一種悲劇性的後果，能免則免，所以醫界引進臨床方案來改善憂鬱症的檢測，並且提供早期接受有效治療的管道，尤其是針對像是剛從精神病院出院這種較脆弱的群體。這些策略還結合了訓練，以確保臨床醫師詢問憂鬱症患者是否想過要傷害自己。有人認爲問這類問題會

BOX5　涂爾幹的自殺類型學

- 脫序型自殺（anomic suicide）：在這種狀況下，個人缺乏社會方向，也不再受到社會引導，因爲社會對個人的影響極其微弱。
- 利他型自殺（altruistic suicide）：在這種狀況下，個人強烈地整合到社會中，而這個社會強烈地影響個人自殺的決定。
- 利己型自殺（egoistic suicide）：在這種狀況下，個人並沒有整合到社會中，自殺代表一個不再仰賴他人控制或意見的人所做出的決定。
- 宿命型自殺（fatalistic suicide）：這是社會嚴格規範的結果，事實證明這個社會對個人的命運有決定性作用（脫序型自殺的對立面）。

增加患者實踐自殺意念的可能性，這種看法完全沒有根據，事實上，對大多數患者來說，能夠向一位專業人士談論這些念頭是一種解脫。雖然確保臨床醫師能夠辨識出自殺風險較高的個體至關重要，但研究指出，到頭來降低自殺率最有效的辦法，是採用以群衆爲基礎的介入措施，從媒體報導規範到減少取得自殺手段的管道都包括在內。

我們很難確定媒體對自殺的描繪，是否可能導致某人自殺。模仿自殺的證據模稜兩可，儘管有人認爲，在牽涉到名人的時候，模仿自殺的風險會特別增加。然而，對模仿自殺風險的擔憂並非新鮮事，早在前幾個世紀之前就有這樣的例子。一七七四年，歌德的小說《少年維特的煩惱》出版後，爆發了一波模仿自殺潮，這本小說描述一名年輕男子如何因爲愛情的不幸而自殺。這本書最後被查禁。

最近有人擔心某些自殺可能是由於網路霸凌（包括在網頁上張貼，或者透過不同網站流傳負面或辱罵訊息）導致個人痛苦而發生。有人嘗試倡導以負責方式報導自殺事件的媒體報導規範，管控連上網站的管道，或者修改未受監管的網站的內容（雖然後者很難實行）。

降低自殺率最有效的策略，是減少取得自殺方法的管道。舉例來說，在取得槍枝的管道限制較嚴格的國家，自殺率就比較低。同樣地，在二十世紀早期，把頭伸進煤氣爐是英國常見的自殺方法，不過在把燃料從煤氣改成北海瓦斯以後，自殺率就下降了。遵循這個前例，現在新車的廢氣管都裝了觸媒轉化器，以減少因一氧化碳中毒而造成的死亡。

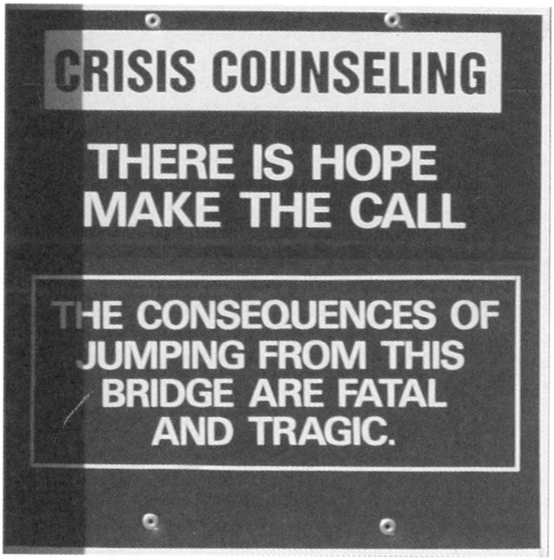
CRISIS COUNSELING
THERE IS HOPE
MAKE THE CALL
THE CONSEQUENCES OF
JUMPING FROM THIS
BRIDGE ARE FATAL
AND TRAGIC.

圖3｜舊金山金門大橋上的危機諮商標語。

一九六〇年代限制取得巴比妥酸鹽的管道，導致藉此藥物自殺的比率下降了百分之二十三；有某些研究發現，限制購買像是乙醯氨酚（paracetamol）等非處方止痛藥，並且用薄膜包裝來減緩攝取速度是有效的。其他的公共衛生介入措施還包括在像是英國布里斯托的克里夫頓吊橋、美國舊金山的金門大橋等自殺熱點，架設圍欄或罩網（見圖3）。像是撒瑪利亞人（the Samaritans）這樣的電話協助熱線，提供可以進行保密談話的機會，希望這樣能夠避免他們把自殺意念付諸行動，許多高架橋上都掛著標語，上面寫了求助熱線的電話號碼。

第四章　憂鬱症模型

憂鬱症的流行病學研究對於了解憂鬱症的高風險族群提供了重要的洞見。舉例來說，在社交不利環境條件下生活的群體中，還有在剛經歷喪親之痛的人身上，憂鬱症的盛行率都比較高。然而，不是每個在這些狀況下生活的人，都會發展出臨床憂鬱症。憂鬱疾患成因的理論有助於釐清這些個別差異的理由。在此，我們凸顯某些最廣爲人知的生物學、心理學及社會學模型，然後討論把這些模型整合成一個多面向理論的嘗試。

生物學模型：單胺類與神經內分泌假說

憂鬱症最初的化學不平衡理論模型是意外發現的。二十世紀中葉開始有一些報告指出，幾種用來治療醫療問題的藥物可能會增加或減少憂鬱症狀。對於這些藥物如何影響腦中不同化學分子數量的知識，導致了憂鬱症單胺假說（monoamine hypothesis）的發展。爲了理解這個假說，我們需要先簡短概略說明，訊息是如何經由神經系統傳導。

許多腦區對於情緒調節來說很重要。這些區域彼此之間、還有與身體其他部位的溝通，都是透過神經系統。每個神經元（neuron，神經細胞）是由一個細胞體所構成，這個細胞體有一個軸突（axon，就像一條尾巴），軸突則有許多樹突（dendrites，就是分枝）。樹突網絡間發展出來的連結會建立多重的溝通通道，某些神經細胞會在它們的網絡裡增加神經元活動，同時其他神經細胞則會降低反應（稱爲抑制性神經元〔inhibitory neurons〕）。神經細胞彼此之間並沒有直接接觸，它們被一種稱爲突觸（synapse）的小裂口隔開，透過一種稱爲神經傳導物質（neurotransmitter，一種化學信使）的分子，在突觸之間傳遞訊息。在電脈衝沿著軸突傳遞的時候，會導致神經傳導物質從囊泡（vesicle，一種儲存區域）中釋出。這個分子會「對接」（docks）到下一個細胞的受體上，訊息就是透過這個網絡被傳送出去（見圖4）。受體在訊息傳送之間的空檔會失去活性，神經傳導物質就會從接合處釋出，進入突觸，然後在這裡被重新吸收，回到原本產生它的神經元裡（這個過程被稱爲再攝取〔re-uptake〕）。神經傳導物質至少有三十種，不過稱爲單胺類的子群體——其中包括正腎上腺素（norepinephrine）、多巴胺（dopamine）與血清素（serotonin）——被認爲在憂鬱症中扮演特別重要的作用。有一種說法是，血清素調節體內許多重要功能，像是睡眠、進食與情緒；正腎上腺素則牽涉到壓力反應、警醒性還有生活中的精力與興趣，多巴胺濃度可能影響到動機、樂趣與「尋求犒賞」（reward-seeking）的行爲。也有人認爲血清素的改變可能促進或降低正腎上腺素活動。

一九五〇年代，不同的觀察報告分別提到一種新的抗高血壓藥物以及一種新的抗結核病藥物療法對於情緒、活動力與胃口的影響。利血平（Reserpine）

最初是作爲治療高血壓藥物被引進，但大約有百分之十五使用者回報經歷了顯著程度的憂鬱，有時候還伴隨著自殺意念。相較之下，美國史泰登島的某間療養院，使用異菸鹼異丙醯肼（iproniazid）治療結核病的人則反映他們覺得更快樂、更有活力，而且胃口變好了。雖然這些藥物顯然互不相關，但確定的是，它們都對腦中相同的神經傳導物質系統產生作用；利血平減少了單胺類的循環濃度，異菸鹼異丙醯肼則是增加了濃度（因爲它阻止了單胺

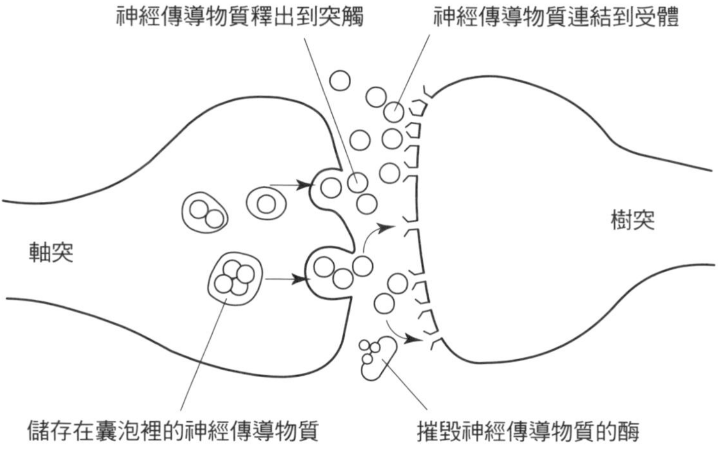

圖4｜神經系統中的一個突觸。

氧化酶的作用，這種酶會減少神經元中可用的單胺類神經傳導物質數量）。

憂鬱症的單胺理論在一九六〇與七〇年代非常受歡迎，該理論指出，突觸中可用的單胺類不足（或是因爲這些神經傳導物質製造過少，或是因爲分解作用過於活躍），可以解釋被觀察到的憂鬱症狀。至於最重要的失調是因爲正腎上腺素還是血清素，不同地區的觀點有些微差異（美國學界較支持前者，歐洲則較支持後者），但動物與人類研究都支持單胺類「失衡」的概念。對人類的研究還包括驗屍研究，證明了憂鬱症與非憂鬱症患者在單胺類濃度上的差異，還有改變單胺類濃度的藥物對於情緒與活動力的實驗效果。此外，對於自殺死者的研究顯示在某些被認爲與情緒調節相關的腦區裡，單胺類的含量減少了。從這些研究中得到的發現，還有對於憂鬱症這種明顯生物性成因的研究熱忱，導致醫界引進增加突觸中單胺類供應的抗憂鬱藥物。

對於單胺假說的批評經常會強調，選擇性地聚焦少數幾種腦內運作的神經傳導物質有其危險性，因爲在這個過程中，對於另外百分之九十的化學信使在做什麼，我們所知有限。此外，在動物研究中也很明顯，單胺類會影響很多種行爲，而不只是那些可能被詮釋成與憂鬱症相關的行爲。國際間大多數研究者都意識到，暗示只有單一神經傳導物質系統的憂鬱症模型有這些弱點，甚至有人引述夏爾克勞特（他是描述單胺理論的第一批美國科學家之一）說過這個理論「毫無疑問，頂多就是對一種非常複雜的生物狀態，做出化約論者的過度簡化」。

單胺理論有助於發展針對憂鬱症的藥物治療，但抗憂鬱劑的廣泛使用暴露出這個模型裡的其他缺點。最明顯的是，並不是所有改變單胺類濃度的藥物，都會對心情或行爲產生預期中的效果。此外，從單胺類濃度增加，到有證據顯示憂鬱症狀產生變化，中間有大約兩週的時間差，而這個模型無法完整解釋這一點，這可能表示單胺類的改變是另一種主要生物過程的繼發或下游效應。這個模型的後續修正，有一部分就是在回應這一點；把焦點從突觸中可用的神經傳導物質分量，轉移到受體敏感度的重要性，這指出對接系統的缺陷跟憂鬱症的關係可能更密切。而且科學家已經強調，神經傳導物質系統跟其他神經通道還有神經內分泌（neuro-endocrine，荷爾蒙）系統有重要的連結。

憂鬱症另一個關鍵生物學模型是神經內分泌假說。有一系列荷爾蒙被暗指爲憂鬱症的起因，而有甲狀腺功能低下這類內分泌疾病的人，罹患憂鬱症的風險增加了。雖然有好幾種荷爾蒙（例如甲狀腺激素〔thyroid hormones〕、睪固酮〔testosterone〕、雌激素〔oestrogen〕、黃體素〔progesterone〕）的失調都跟憂鬱症有關，大多數研究都把焦點放在透過下視丘－腦垂體－腎上腺軸（hypothalamic-pituitary-adrenal axis, HPA軸）內部的聯繫所做出的壓力反應調節；HPA軸是連結神經系統與內分泌系統的重要系統。

內分泌系統由體內好幾種器官組成，像是甲狀腺跟腎上腺，這些腺體把荷爾蒙釋放到血流裡，藉此幫助調節許多身體功能。荷爾蒙被製造出來對來自大腦的訊息做出反應，在人生的某些階段，不同荷爾蒙的濃度會以可預測的方式波動（例如青春期的性荷爾蒙濃度變化），在一天的過程裡也同樣如此（例如隨著二十四小時內的睡眠－清醒週期而改變）。不同於神經傳導物質，控制從大腦到內分泌腺體這個連鎖中第一個連結的信使，是稱爲釋放因子（releasing factors）的分子（稱爲肽〔peptides〕）。釋放因子是在一個稱爲下視丘（hypothalamus，調節荷爾蒙分泌的關鍵結構）的腦區裡被製造出來，它們把訊息送到腦垂體（pituitary gland），腦垂體又接著促發內分泌腺體釋出荷爾蒙。荷爾蒙在血液中循環的濃度上升，從而調節了身體各處的生物歷程，但也影響了神經內分泌系統的活動，並且透過反饋迴路來阻止荷爾蒙過度生產。

血清素、正腎上腺素與多巴胺受體都出現在下視丘，指出單胺類系統的活動與荷爾蒙調節之間的關聯。此外，這些單胺類通道把兩種已知在情緒調節方面扮演關鍵角色的腦部結構——杏仁核（amygdala）與海馬迴（hippocampus）——連結到神經內分泌系統。在日常生活裡，當身體對劇烈壓力做出反應，荷爾蒙的濃度就會發生變化。舉例來說，在一個人碰到任何一種會激發焦慮的事件——從公開演講到威脅生命的情境等等——就會產生較高濃度的腎上腺素。在這些情境下，一個人的心跳率可能會增加，他們可能會開始覺得暈眩或噁心，也可能變得過度警覺（此即所謂的戰或逃反應）。

有趣的是，大腦會藉著產出不同系列的荷爾蒙，來回應長期逆境或持續的壓力。首先，下視丘會釋出促腎上腺皮質素釋放因子（corticotropin releasing factor, CRF）。促腎上腺皮質素釋放因子接著從腦垂體增加促腎上腺皮質素（adreno-corticotrophic hormone, ACTH）的製造量，腦垂體增加促腎上腺皮質素則調節腎上腺中的皮質醇（cortisol，一種壓力荷爾蒙）的釋出量。皮質醇對整個身體的影響很廣泛，包括對新陳代謝系統的重要影響（例如把燃料送到肌肉裡），還有透過它與多個腦區的連結來影響行爲（見圖5）。

對慢性壓力的正常與異常適應的區別在於，後者的正常反饋迴路沒有以預期的方式發揮功能。這有幾種含義，舉例來說，在「恐懼制約」、還有對於賞罰的情緒記憶發展中，促腎上腺皮質素釋放因子濃度顯得很重要。最重要的是，HPA系統再也不會因爲循環中的高濃度皮質醇而關閉，血流中皮質醇含量的正常每日變化也消失了。持續的高濃度皮質醇對許多腦細胞來說都不好，可能加速某些神經元的正常死亡速度，並且對記憶與學習有負面效果。此外，這些皮質醇的高濃度可能跟連結到情緒調節的神經傳導物質濃度下降有關。

在這些壓力異常反應中看到的情緒、胃口與活動力上的變化，類似臨床憂鬱症的核心特徵，導致許多研究人員提出以下這種看法：HPA軸功能失

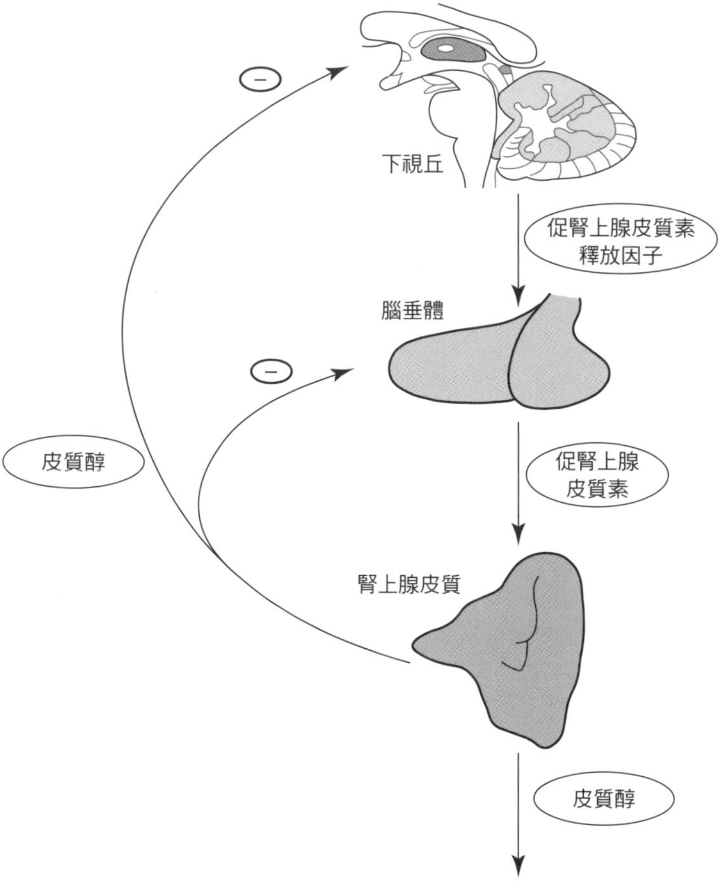

圖5｜下視丘－腦垂體－腎上腺軸與「正常的」負反饋迴圈。

調是憂鬱症的根本原因。在一九八〇年代的某一個時刻，曾有人期望某種測量HPA軸與反饋系統功能的實驗室調查方法（稱爲人工皮質類固醇抑制測試〔dexamethasone suppression test〕），可以爲憂鬱症提供診斷測試。然而，雖然動物與人類的憂鬱症模型展現出HPA軸有異常，但並不是所有經歷憂鬱症的人都會顯示出這種異常，而且有些展現出HPA軸異常的人並沒有憂鬱症，卻有其他像是焦慮症、雙極性疾患或創傷後壓力症等心理健康問題。

儘管要解開HPA軸功能改變對於憂鬱症的因果關係是件很複雜的事，這仍然是國際研究的重要焦點。許多現行研究都在探索，以HPA軸的功能爲目標是否能夠發展出可以降低憂鬱症風險、或者治療其症狀的新藥物。

心理學模型：貝克的認知模型

雖然已經有人描述過幾種憂鬱症的認知與行爲理論，但我們主要聚焦於貝克的模型。在美國布朗大學取得醫學資格的貝克，通常被視爲認知行爲療法

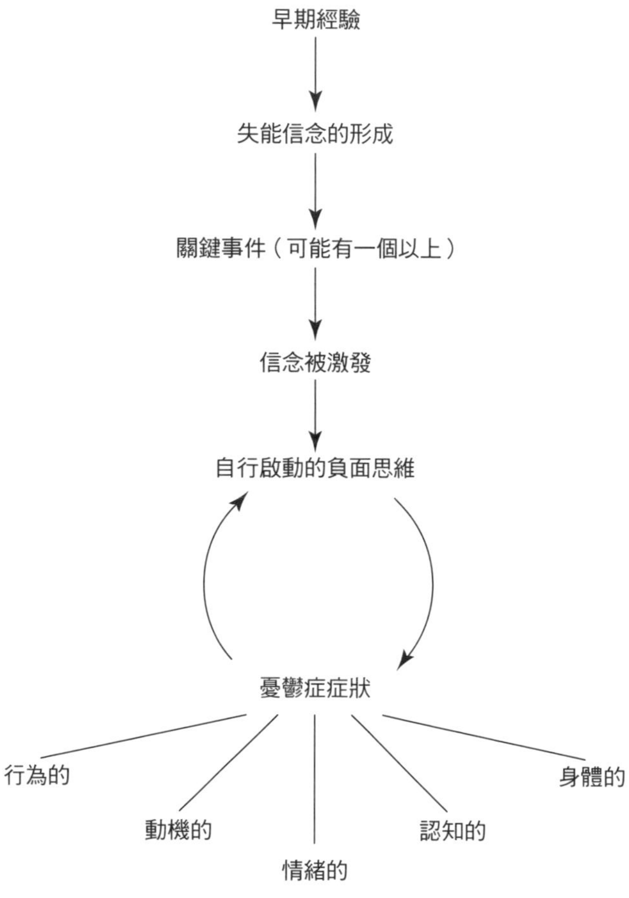

圖 6｜貝克的憂鬱症認知模型。

（Cognitive Behaviour Therapy, CBT）之父。貝克開始對心理治療感興趣的時期，人們正開始轉向以行爲模型來解釋情緒疾患，而這個轉向的部分原因在於精神分析未能證明其科學基礎。貝克試圖尋找證據來支持精神分析理論，但他對於憂鬱症患者思維與認知所做的研究，卻破壞了無意識動機的概念。貝克發現，一個人的意識思維內容與處理資訊的方式，爲憂鬱症患者描述的經驗提供了更有力的解釋，貝克在一九六〇年代寫下對於憂鬱症的開創性論文，詳述了情緒疾患的認知模型（見圖6）。

貝克的模型提供了一個連續性假說，也就是說，這個模型提出像憂鬱症這類的疾患，是哀傷這類正常情緒反應的誇張形式。這個模型也認爲，對於事件或經驗的情緒與行爲反應，大半取決於個人所做的認知評估，舉例來說，要是一個人經歷過像是「別人會發現我很無聊」這樣的負面思維時，可能就會出現社交迴避。這個模型包括兩種跟資訊處理有關的關鍵元素——認知結構（思維與信念）還有認知機制（稱爲推論的系統性錯誤〔systematic errors in reasoning〕）。

貝克的模型裡提出的看法是，一個人對事件或經驗的詮釋被概括在自動啟動的思維中，自動啟動的思維緊跟在事件之後出現，甚至跟事件同時發生。這個模型與佛洛伊德模型之間的差異在於，貝克認爲這些自動啟動的思維是在意識層面上發生的，而且是個人可以得知的，雖然他們可能不會主動覺察到這些想法，因爲他們並沒有專注於這些念頭上。在特定情境下發生的評估，大半決定了一個人的情緒與行爲反應，而這個序列被稱爲事件－思維－感受－行爲連結（Event-Thought-Feeling-Behaviour link）。此外，在憂鬱症狀態下，一個人對自己、自己的世界與自己的未來會有負面的看法（這被稱爲負面認知三角〔negative cognitive triad〕），這些看法會宰制此人的思維內容。

貝克的理論指出，包含在自動啟動的思維中的那些主題，是潛藏的認知結構被激發後產生的，這稱之爲失能信念（dysfunctional beliefs，或稱爲認知基模〔cognitive schemata〕）。所有人都會發展出一組從早期學習經驗裡衍生出來的規則，或稱「默認預設」。雖然自動啟動的思維是暫時性的、與具體事件有關的認知，潛藏信念的運作卻會跨越多種情境，而且更加持久。一般人所抱持的潛藏信念大多都相當具有適應性，並且指引著我們以深思熟慮的方式來做出行動與反應。根據這個假說，有憂鬱症風險的人抱持的信念不利於適應，而且可能對他們產生無益的影響。這樣的信念可能長期潛伏，卻被所謂的關鍵事件重新活化；關鍵事件就是對當事人具有特殊意義的事件，而且與當初導致當事人發展出這個信念的事件或經驗有相似之處。舉例來說，一個兒時經歷過情緒忽視的人，可能會發展出一種負面信念，認爲自己是沒人愛的，而被拒絕的經驗，可能會重新活化這個信念。

在憂鬱症中，自動啟動的思維代表對外在事件或內在刺激（從體內產生）有偏見的評估，而在推論中的系統性錯誤，維持了這些思維精確反映現實的信念。這意味著一個人可能選擇性地聚焦、或者過濾掉他們環境中的資訊，這些資訊支持或反駁他們對自我與世界的看法。舉例來說，一位朋友沒回電可能導致某個憂鬱之人「妄下定論」，把思維聚焦在對方再也不重視這段友誼（卻不是考量其他很可能爲眞的解釋，像是這位友人非常忙碌，或者記性差到人盡皆知）。重要的是，這種有缺陷的資訊處理會導致一個人的情緒進一步惡化，這造成一種惡性循環，更多的負面情緒又增加了對日常生活經驗做出負面詮釋的風險，而這些負面認知又讓憂鬱的心情更惡化。

貝克指出，讓一個人容易罹患憂鬱症的潛藏信念，可以大致上被歸類為覺得無助或者不會有人愛的信念。因此，被認為無可控制、或者牽涉到人際關係困難的事件，對於憂鬱症狀的起源可能很重要。關於「自我」的信念在憂鬱症的持續狀態中似乎特別重要，在結合了低自尊或自尊忽高忽低的狀態時尤其如此。

對於貝克的模型，有個常見的批評是：自動啟動的思維與推論錯誤可能並未先於憂鬱症發作的發展過程，實際上可能是負面心情變化的後果。貝克早就承認這一點，他表示雖然負面思考導致心情低落，然後又進一步促成負面思考的這種惡性循環，在某些例子裡可能代表一種因果理論，但它也可能是其他形式的憂鬱症中長久存在的因素。有個進一步的問題尚未解決：適應不良的潛藏信念模式對憂鬱症來說，是個別獨立的脆弱性因素（vulnerability factors），還是代表個人氣質或人格類型？除此之外，很多有心理健康問題的人都表示自己有失能信念，而就像生物模型一樣，失能信念模型的關鍵元素可能無法具體預測到憂鬱症。

在過去四十年裡，認知模型有過好幾次發展與修正，越來越著重於認知情緒調節（cognitive-emotional regulation）。舉例來說，一種可以強化負面心情狀態的「反應因應類型」（response coping style），被稱爲反芻思考（rumination）。如果一種反芻思考式的反應類型中包含反省，還有讓自己與某個情境保持距離，以取得全面性的看法，並且減少對自己的負面影響，就不見得有問題。然而，在某些人身上，反芻思考的形式是中毒似地悶著頭想某些議題，還會持續質問「爲什麼這種事會發生在我身上？」，變得滿腦子都是自己的負面感受，無法逃離負面的認知情緒迴圈。有時候我們會用「對自己的憂鬱感到憂鬱」來形容這種反應，這種反應也很容易削減一個人積極投入解決自身問題的可能性，而這種反應類型跟憂鬱症的發作與持續密切相關。因此，對於發展中的認知行爲療法新模型，反芻思考提供了一個重要的潛在目標，也跟正念（mindfulness）中使用的模型相關。

社會模型：布朗與哈里斯對女性憂鬱症的研究

我們稍微反省一下可能讓憂鬱疾患風險增高的某些社會因素，就會導致這個結論：其中許多因素彼此相關，而且很有可能同時發生。在跟類似失業、低社經地位與居住狀況不良這樣的議題有關的時候，又特別是如此，這些問題可能以多種方式互相連結。因此，研究人員最初發現很難拆解這些宏觀現象，也很難清楚地理解到任何人在自身社會環境裡的經驗中的獨特面向、每個人自己的核心社會角色有怎樣的性質，還有他們回報的人生事件，對於個人來說有什麼意義上的差別。英國的心理學家布朗與社會學家哈里斯，在一九七〇與八〇年代進行了一系列的研究，開始串連社會與心理觀點，並且去理解這些觀點如何增加一個人罹患憂鬱症的可能性。研究的關鍵是實施新形態的研究訪談，以檢視任何人生事件與其中描述的社會困難，對於個人來說有何獨特意義。

在最初的研究中，研究團隊訪談了南倫敦的女性，然後發現有將近百分之十在前一年已經發展出憂鬱疾患，在這些憂鬱的人之中，十人有九人回報自己遭遇了嚴重的逆境（負面人生事件，像是家暴；或者正在持續中的困境，像是照料有失智症的長輩）。相對來說，沒有憂鬱症的女性之中，回報自己遭遇嚴重逆境的只有一小部分人。研究人員也發現，雖然勞工階級婦女憂鬱症比例要高得多，但這只發生在家中有小孩的女性身上。在布朗與哈里斯研究中，生活中缺乏親密關係帶來的社會支持的女性，在面對這些負面經驗的時候變得憂鬱的可能性比其他女性高出四倍（見BOX6）。研究人員提出的看法是，面對這些人生事件而經歷憂鬱症的女性，更有可能表示出一系列特定的脆弱因素；這些發現被出版成一本開創性的著作，《憂鬱症的社會起源：女性精神疾病研究》。

第二個研究聚焦於家中有兒童同住的勞工階級女性。超過四百位居住在北倫敦內城貧民區伊斯林頓的

BOX6　布朗的女性脆弱性因素

- 擁有3個以上不到14歲的子女。
- 沒有在家庭之外從事有支薪的工作。
- 缺乏可信賴的關係。
- 在11歲前失去母親。

母親接受訪談，並將當時正處於憂鬱狀態的母親從研究中排除。一年後，研究人員再次訪談其中三百多位女性，探究了跟憂鬱症新近發作相關的社會與心理經驗。關於人生事件的發現特別發人深省，因爲研究人員發現某些重要的警訊，可能解釋對類似事件的不同反應，還有事件性質與憂鬱症發作及痊癒之間的關聯。舉例來說，研究證實有嚴重威脅性的事件，尤其是關係到失落的事件，對於具有一項或多項脆弱性因素（列在ＢＯＸ６中）的婦女來說，是憂鬱症的重要誘因。

有趣的是，使用更精緻的評估程序，讓研究人員得以揭露，人生事件中能被歸類爲「羞辱」或「落入圈套」的經驗，與憂鬱症開始發作特別有關。不涉及羞辱的失落性事件，可能在隨後導致憂鬱症發作的機率低於百分之五十。這類事件與某些女性感受到的羞恥，兩者之間的配對，似乎可以用潛藏的低自尊來解釋。研究人員也表示，就算在某個生活領域經歷困難（像是婚姻困境）的憂鬱症女性，在另一個生活領域中的「嶄新起點事件」（像是開始一個大學課程），通常似乎有助於讓她們走上康復之路。綜觀之下，對於發展出憂鬱症的性格傾向差異、可能加速促成某次特定憂鬱症發作的風險因素，還有可能緩和病程發展並跟康復有關的社會性事件，前述這些發現都提供了重要的洞見。

生物心理社會模型

雖然媒體針對憂鬱症理論發表的宣言，採用了文獻中的兩極化觀點，但研究人員更傾向於承認心理、社會與生物模型的各種元素之間，有重要的重疊。例如在布朗與哈里斯研究中描述的概念（在有憂鬱症風險的女性與失落性事件的配對）跟貝克的觀念（對某人來說有特定個人意義的人生事件，會活化潛藏信念、並且啟動憂鬱症循環），兩者非常相似。

神經內分泌與單胺類模型，凸顯出這兩種生物系統是有連結的，因此影響到神經傳導物質與壓力荷爾蒙的調節。它們也強調個人的社會與家庭環境帶來的壓力強度有其重要性，並且承認人生事件或長期逆境，是影響神經與神經內分泌系統改變的潛在原因。

先前描述的四個理論強調了壓力與脆弱性因素之間的交互作用，但爲了更徹底整合這些路線，考量脆弱性的起源是個很有用的做法。舉例來說，爲什麼某些人比較有可能呈現單胺功能失常，或者有對壓力因子較敏感的HPA軸，還有爲什麼某些人會發展出失能與沒有幫助的潛在信念？

圖7提供了壓力－脆弱性模型的簡單呈現。這個簡單的示意圖指出，在極端壓力下，任何人都可能經歷憂鬱症發作，不過它並沒有分辨脆弱性的不同元素。要分辨「先天vs.後天」的差異向來是有困難的，爲了讓大家對其中某些困難有個簡單的印象，我們會簡短地加強說明當前對於基因環境交互作用，

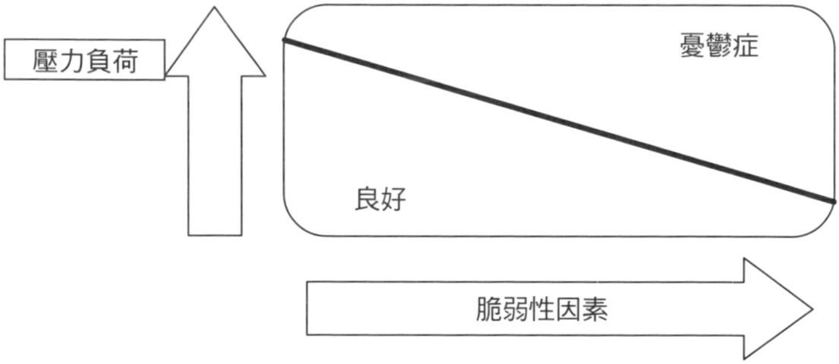

圖7｜壓力－脆弱性模型的簡單呈現。

還有體內許多不同系統可能如何互動的想法。我們一開始會先檢視對家庭的研究，然後是對基因與環境的研究。

家庭研究

憂鬱症會在家族中傳遞，世界各地的研究多次、有力地顯示，父母有憂鬱症病史，子女憂鬱症發作的風險會增加兩倍到四倍，若有超過一代的家族病史（例如父母跟祖父母均曾罹病），不只會增加憂鬱症的風險，還會增加人生中較早開始產生憂鬱症的可能性。然而，這些發現並未證明憂鬱症有遺傳性。舉例來說，跟憂鬱症家長同住，可能會對家庭互動有不利影響，也可能增加其他家庭成員變憂鬱的可能。家族中有好幾代受到影響，可能意味著每一代都發展出某種行為模式或所謂的因應機制，這種模式或機制對家庭環境造成的影響，增加了下一代也將面臨憂鬱症風險的可能。

基因脆弱性

爲了澄清憂鬱症的基因脆弱性，檢視一群親戚的基因組成會很有幫助，而要做到這一點，最好的方法是考慮雙胞胎研究。雙胞胎可以是百分之百共享基因的同卵雙胞胎，也可以是共同分享百分之五十基因的異卵雙胞胎，不過後者在基因上並不比一般的兄弟姊妹更相近。運用這個知識，研究人員確定了雙胞胎其中一人罹患憂鬱症的比例，然後調查另一個雙胞胎也回報憂鬱症發作的狀況有多常見。一對雙胞胎中兩人同樣罹患憂鬱症的頻繁程度被稱爲同病率（concordance rate）。如果遺傳因素是有相關性的，那麼同卵雙胞胎的同病率應該比異卵雙胞胎來得高，而後者的憂鬱症發生率應該與其他同樣共享百分之五十基因的家庭成員（像是兄弟姊妹與父母）大致相同。

有個這樣的研究在倫敦的莫茲利醫院進行，以超過一百對雙胞胎爲對象，顯示同卵雙胞胎有大約百分之四十六的憂鬱症同病率，相較之下，異卵雙胞胎只有大約百分之二十的同病率。其他雙胞胎研究也顯示類似的發現，而這凸顯了基因脆弱性或遺傳性中兩個非常重要的議題。首先，它們顯示出遺傳因素對於發展憂鬱症的風險來說是很重要的；其次，就算一個人跟某個發展出憂鬱症的人百分之百共享同樣的基因，也並不表示他們就會經歷同樣的憂鬱症發作。第二點值得強調，因爲這意味著光憑遺傳因素無法解釋憂鬱症的發生，社會、心理與環境因素，在確定哪些具有憂鬱症基因脆弱性的人會實際經歷臨床上的發作時，也很重要。

要幫助人們理解這個資訊，簡要考慮「遺傳風險」實際上的意思，是個有用的做法。透過父母遺傳的基因，對於決定我們的許多身體特色或特徵（像是髮色）是很重要的，而基因也會影響我們的人格特質。然而，在基礎層面上，基因控制生物性過程，現實中許多基因通常以複雜的方式互相作用，影響了某種特定特徵的表現。沒有一個單一的基因連結到一種特定行爲、或者一個特別的情緒狀態。因此，我們永遠不會找到一個基因來決定一個人是內向、或另一個人是外向。同理可證，永遠不會有「憂鬱症基因」或者「思覺失調基因」。更看似合理的模型是：（一）某些心理歷程與行爲比其他歷程與行爲具有更強烈的遺傳性，不過（二）就算在遺傳因素牽涉在內的時候，也可能有太多基因在其中軋一角，而（三）每個個別基因對於最終圖像只有小小的影響力。而且讓狀況變得更複雜的是，許多基因的活動可能會隨著不同環境而被打開或關掉。

儘管基因編碼有其複雜性，已經出現某些有趣的發現了，其中包括來自人類基因組計畫的證據，指出某些染色體上的基因（例如在染色體 12、15q 等基因上）與憂鬱症的關聯性，強過只是隨機的程度。此外，某些研究人員已經報告了影響血清素受體的基因，跟影響單胺氧化酶（這種酶影響單胺類分解，可能跟憂鬱症相關）的基因之間的關聯。然而，我們應該審愼看待這些發現，因爲常有的狀況是，起初很有希望的連結，在後續研究裡卻無法重新複製出來。

在此有個成功複製過往研究結果的例子，是精神病學家卡斯比帶領一群研究人員所做的研究。二〇〇三年，他們的報告指稱，已經找到某個調節血清素的基因，跟個體從像是童年受虐或被忽視等重大創傷經驗中恢復的能力（亦即他們的韌性）有關。研究人員進行了一項長期的社群研究，從受試對象大約三歲起就開始對他們進行前瞻性評估，一直做到他們二十五歲左右爲止，發現帶有血清素轉運子基因（serotonin transporter gene）的某種變體（在此不講太多技術細節，總之它被稱爲5HTTLPR-S）的人，比起帶有另一種變體（稱爲5HTTLPR-L）的人，更多會發展出憂鬱症，或者更有可能會在回應造成壓力的人生事件時，表達自殺的意念。進一步的研究顯示，有「S」變體的人，在實驗室條件下面對「威脅性刺激」時，稱爲杏仁核（我們已經知道它參與了情緒調節）的腦區中也會表現出活動增加的狀況。這些發現似乎提供了基因與環境互動的證據：一個人對環境事件的反應，是由他們的基因組成來調控的，而那些基因會在調節情緒反應的腦區中，對他們的神經傳導物質發揮作用（也間接作用於HPA軸上）。

精神醫學研究者注意到此事，而《科學》宣稱這是心理衛生領域中最重要的發現之一。然而，並不是所有後續研究都重新複製出這些結果，所以目前並不清楚血清素運轉子基因跟隨著環境壓力而發展的憂鬱症之間的連結到底有多穩固。在此要謹記在心的訊息是，如果有任何研究要設法揭露憂鬱症、基因與環境之間的連結，不只需要解釋哪個基因可能很重要，還需要解釋那個基因如何居中調節因果之間的關係。在這方面，負責調控某種參與情緒調節的單胺類的基因，跟帶有該基因的人對壓力（HPA軸）有誇張反應的關聯，至少提供了一個未來研究的模板。

環境影響

可能增加憂鬱症風險的獨特環境影響並不只限於憂鬱症家長的後代，而且可能在多種社會脈絡下，以數種方式運作。

舉例來說，一個人的人格發展會受到早期的親子互動影響，像是安全依附的發展、分離經驗，還有他們所處環境中的「情緒溫度」（像是家長關愛或控制的程度），他們的基因組成也有影響。以下我們舉幾個例子，說明早期社會經驗的潛在影響。

在第三章，我們評論了產後憂鬱症有時候是一種誤稱，因爲事實證明許多這樣的女性在產前就已經開始出現憂鬱症狀。多項研究指出，孕期中的壓力可能對孩子有負面影響，舉例來說，他們可能有較高的早產風險。此外，也可能對孩子HPA軸發育造成直接影響；這個假設被稱爲設定點理論（set point theory）。在母體中，胚胎發展受到子宮環境影響，而高濃度的母體壓力荷爾蒙（可以經過胎盤進入胚胎血流中）可能影響嬰兒的系統發展，像是HPA軸。這可能意味著小孩會發展出更敏感的HPA系統，比起其他人，他們的系統會製造更多皮質醇來回應壓力與其他負面經驗。

有幾種童年逆境事件會增加成年後罹患憂鬱症的風險。這些事件可能跟好幾種剝奪有關，其中一些可能可以連結到社會環境，像是營養不良，但也包括社交與情緒上的忽視。有新出現的證據指出，這些經驗能夠影響血清素系統（serotonergic system）的發展，還有HPA軸的敏感度（因爲許多這樣的系統在整個童年期間都在持續發展）。舉例來說，目前已經證明，相較於沒有憂鬱症的受虐女性、或者健康的控制組（也就是沒有回報受虐或憂鬱的人），有童年受虐史而現在有憂鬱症的成年女性，在面對壓力的反應中表現出更高的皮質醇濃度。而且，在促腎上腺皮質素與皮質醇對壓力的反應、虐待的強度與憂鬱的嚴重程度之間存在著正相關。根據研究人員的詮釋，這些發現證明了，有受虐史的憂鬱症女性有長期反應過度的HPA系統，並指出比起其他人，這些女

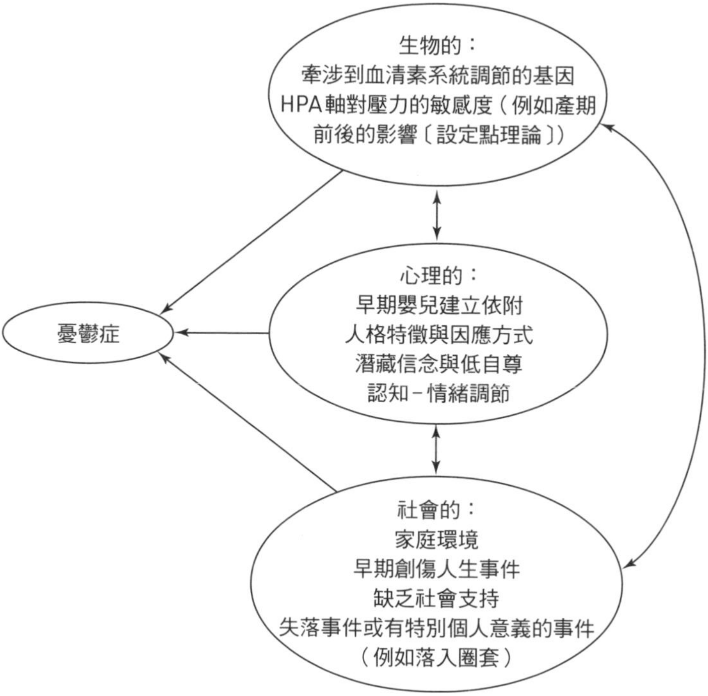

圖8｜憂鬱症發展中牽涉到的某些潛在因素。

性在後來只要更少的壓力就可能讓「她們失去平衡」。

總而言之，這一章目標在於展現單一維度的模型，像是單胺假說或者憂鬱症社會起源模型，都是理解憂鬱症的重要基石。然而，在現實中，憂鬱症沒有單一起因與單一途徑，而且如同圖8顯示的，有多重因素會增加對憂鬱症的脆弱性。某個有憂鬱症風險的人是否眞的會發展出這種疾病，有一部分取決於下列因素：

- 他們是否暴露於某些形態的人生事件裡；
- 對於這些事件，他們認知到的威脅或痛苦程度（這又受到認知與情緒反應、還有性格氣質影響）；
- 他們因應這些經驗的能力（他們在壓力下的韌性或適應性）；
- 他們的生物壓力敏感度系統的功能（包括讓他們的身體打開壓力反應的閾值）。

第五章 治療的演變

在第一章與第二章中，我們嘗試證明憂鬱症在整個歷史中一直都有被辨識出來。在古代，這個問題被稱爲鬱病，以表明它與黑膽汁及體液不平衡之間的關聯性。當時存在的療法大半把目標放在恢復平衡，舉例來說，透過利用草藥與混合液或瀉劑沖出內臟中的毒素，或者用水蛭移除血液中的雜質。在中世紀，鬱病有潛藏生理起因的說法遭到拒斥，治療目標放在假定附著在人身上的超自然或邪惡力量，這導致了懲罰性的介入措施，從使用最早期的緊束衣到獵殺女巫都包括在內。在十七與十八世紀，對於鬱病起因的機械與循環理論越來越受歡迎。療法包括用機械設施來引發嘔吐（例如旋轉椅或搖椅），以此刺激病人，讓他們克服感情冷淡的狀態。

最早被設計出來的個人治療幾乎可說根本沒有成功的可能，因爲當時關於憂鬱症成因的觀念跟我們現在的看法（像是第四章裡討論過的）相似之處微乎其微。因此，幾個世紀以來，最主要的介入措施意味著把有鬱病的人從他們的家庭環境中移出。史上已知的第一間療養院出現在大約西元七〇五年的巴格達，而那些穆斯林醫師以他們對待患者的人道方式聞名。在歐洲，直到一三〇〇年代療養院被引進以前，修道院是主要的照護來源。然而，這些機構的主要角色是提供監管性的照護，讓有精神疾病的人遠離社會，要等到十八世紀，像是法國的皮內爾、英格蘭的圖克這樣的改革者出現，療養院的角色才開始改變，變成提供更多治療的環境。

到了二十世紀之交，在克雷佩林仍對精神疾病的分類占有主導地位的時候，患有躁鬱症跟鬱病的人還是有很大的可能會被送進療養院。然而，憂鬱症的診斷現在被用在光譜更廣的人群，其中許多人都有符合佛洛伊德神經症觀點的病況，而且越來越多這樣的人在門診接受治療。

爲了讓大家對二十一世紀憂鬱症介入措施的演變略有所知，我們首先會討論用在療養院住院者身上的療法，像是鎮靜（巴比妥酸鹽、胰島素昏迷療法）

與物理治療（電痙攣療法、穿顱磁刺激法與精神外科手術）。隨後討論今日住院與門診病人使用的藥物，像是抗憂鬱劑跟用於情緒穩定的鋰鹽等藥物的發展歷程。最後，我們討論心理治療這種主要用於門診患者的治療方式。

鎮定劑療法

精神科早期使用的藥物是鎮定劑，因爲讓患者冷靜下來可能是唯一可行又可得的療法。鎮定劑也讓療養院裡居於少數的工作人員更容易管理大量的人。嗎啡、東莨菪鹼（hyoscine）、三氯乙醛（chloral）跟後來的溴化物（bromide），全都是以這種方式被使用的。一八九九年，愛丁堡的一位精神科醫師麥克婁德首先嘗試用溴化物引導睡眠，當成一種精神病的治療方法。他把溴化物用在一位苦於嚴重躁症的患者身上，患者睡了好幾天，然後醒來時就「痊癒了」。然而，溴化物睡眠法很快就被拋棄，因爲溴化物被發現有毒，有人因此死亡。一九二〇年代，瑞士精神科醫師克雷希用巴比妥酸鹽引導延長睡眠，藉此讓患者冷靜下來，以增進患者與醫師之間的融洽關係，並且增加他們進行心理治療的可能性。這種療法開始流行起來，不過再度出現死亡病例，導致這種療法的使用遭到中止，雖說接下來門診患者仍舊繼續使用（與濫用）巴比妥酸鹽，持續了數十年。在美國，蘇利文（精神分析師）也建議用酒精充分鎮定患者，讓他們可以參與心理治療。

胰島素昏迷療法在一九三〇年代隨著塞克爾的著作蔚爲風潮，塞克爾是醫師，在柏林的一間私人療養院裡工作，他注意到注射胰島素（這是一種調節血糖濃度的荷爾蒙）可以讓正在治療鴉片成癮的患者變得沒那麼激動。而且，如果增加胰島素劑量，患者會進入昏迷狀態，之後會變得平靜許多，也不會那麼躁動易怒。塞克爾起初提議用這種療法來治療思覺失調症，不過逐漸擴展到情緒疾患，甚至英國療養院還開設了所謂的胰島素病房。這些病房專爲執行這種療法所設計，療程一次要一到三小時，通常會持續進行兩、三個月（或者六十次或更多的療程）。從昏迷中恢復需要施打葡萄糖，不過很常出現併發症，死亡率在百分之一到十之間。

胰島素昏迷療法起初被認爲具有極大益處，但後來重新檢視強調這種治療成果也能夠用安慰劑效應來解釋（與這個過程戲劇化的本質有關）；或者更可悲的解釋是，腦部缺乏葡萄糖供應可能降低一個人的反應性，因爲這樣導致了永久性的損傷。

物理治療：從電擊療法到迷走神經刺激

從古到今曾留下不少幾種關於「電擊療法」（後來稱爲電痙攣療法〔electro-convulsive treatment〕，或稱ＥＣＴ）的相關紀錄。然而，從一九三〇年代開始，這類療法的發展最初先是由一個現已被否定的假說所激發：根據這個假說，有思覺失調症或其他嚴重精神疾病（如躁鬱症）的人不會患有癲癇。這個概念導致一種假設，認爲在有嚴重精神疾病的人身上誘發痙攣可以減輕症狀。義大利精神病學教授切利提跟他的助手比尼是最早使用電力而非化學物質（如樟腦）在人類身上引發痙攣的人。

儘管對於電痙攣療法作用機制的假說是錯的，但大家還是注意到這個療法在減少憂鬱症狀方面很有效，而且在一九四〇與五〇年代變得非常普遍。原本電痙攣療法是在沒有麻醉劑的狀況下進行，並且由於治療時會產生劇烈的痙攣發作，因此會導致像骨折這樣的併發症。不令人意外的是，它變成一種讓人畏懼的療法，並且普遍被視爲帶有懲罰性質。西方文學中有許多對此的露骨描寫，寫到它被當成懲罰，還有它長期的負面影響（例如《發條橘子》、《飛越杜鵑窩》），有好幾位知名作家談到他們對電痙攣療法的負面個人經驗，如同普拉絲在《鐘型罩》裡所述。未經改良的電痙攣療法有像記憶喪失這樣的副作用，作家海明威就激烈抱怨過此事。

雖然民意調查顯示，大衆對於今日使用改良版電痙攣療法態度已有某些軟化，但這種療法仍然是許多爭議的來源。它主要被用來治療對其他療法沒有反應的嚴重憂鬱症或躁症。今日的治療程序也已經有了極大的改善，早已跟電影裡描繪的那種最早期的粗糙介入措施大不相同。舉例來說，現在會替患者麻醉，讓患者處於無意識狀態，再也不會有任何痙攣留下的明顯痕跡，而且會透過測量腦電活動來仔細監控治療過程。雖然這些修正已經讓患者及其家屬在某種程度上更容易接受電痙攣療法，但我們仍不太清楚電痙攣療法究竟如何發揮作用，這意味著仍有隱憂。現在的假說是，抽搐讓腦細胞的受體（腦中的化學信使對接系統）對擔任信使的化學物質影響更敏感，接著把更強的信號送進神經系統，幫助矯正神經傳導物質與荷爾蒙系統中有缺陷的功能（請見第三章的描述）。

在現代的精神醫學實作上，使用電痙攣療法的主要理由是它可以迅速改善症狀。因此，在當事人憂鬱到甚至無法正常飲食的時候，就會使用這種療法，此時，憂鬱症不再是一種精神危機，而是一種醫療緊急狀況。有趣的是，在較不嚴重或較不造成生命威脅的慢性憂鬱症發作時，漸漸有人開始使用一種稱爲穿顱磁刺激（transcranial magnetic stimulation, TMS）的新療法。這個療法不需要麻醉，只要將電磁線圈放置在頭皮上，利用磁場刺激腦中的神經細胞，以改善憂鬱症狀。

以精神外科手術治療精神疾病的發展源於有證據指出，造成腦傷的工業意外可能跟性情變化有關，而且可能讓人比先前看起來更加平靜。一九八〇年代以降，有觀察家指出，同樣的腦部變化可以透過外科手術複製，做法是切斷前額葉與大腦其餘部分的連結，而這可以用來治療嚴重焦慮與憂鬱，因爲這樣會減低情緒反應。一九三五年，葡萄牙神經學家莫尼茲描述了一個稱爲「腦白質切除術」（leucotomy）的外科手術，用一種稱爲「腦白質切除器」（leucotome）的東西破壞部分的大腦前額葉。莫尼茲聲稱腦白質切除術極爲成功，並在一九四九年獲頒諾貝爾獎。

在美國，弗里曼跟瓦茲進一步發展了這門技術，他們的用詞是lobotomy。腦白質切除術確實讓患者變得更加平靜，但他們爲此付出高昂的代價，因爲腦白質切除術也降低了他們的判斷力與社交技巧，而且可能導致性格改變。輿論、文學與電影都對濫用這種手術的風險表達了擔憂。對於其濫用，一個令人難過的經典例子出現在凱西的小說及改編電影《飛越杜鵑窩》裡，叛逆的麥克墨菲在攻擊住院病房的領導者拉契特護士之後被送去做腦白質切除術，以懲罰和控制他。幾乎所有看過這部片的人都反對精神外科手術。

過去六十年裡，大多數國家精神外科手術的使用率大減，這跟其他療法的出現還有動手術的理由受到更審慎的檢視有關。一九五〇年代早期，英國有大約一萬四千人進行了前額葉腦白質切除術，接受手術的女性多於男性，比例是大約二比一。到了一九七〇年代，在英國每年進行的手術不到一百件，而現在被認為更少（一年十到二十個）。它的使用經過仔細的規範，而且是在詳盡評估經過高度篩選的病例以後，才會在專門中心裡進行這項手術。這些界定清楚的情況通常包含極端痛苦又讓人嚴重失能的慢性憂鬱症或強迫症，而且沒有其他療法可以幫上這些患者。手術程序也有了極大的改變，早期手術中使用的粗糙方法已經被稱為立體定向手術（stereotactic surgery）的方法取代，這是一種電腦化程序，會把小型電極放在腦部有關情緒控制特別選定的部位。

精神醫學中最新引進的外科手術是迷走神經刺激（Vagal Nerve Stimulation, VNS），這原本是為了治療反應不佳的癲癇患者而引進。雖然迷走神經刺激嚴格說來不是精神外科手術，因為它並不涉及腦部外科手術，但它卻涉及以外科手術把類似心律調整器的裝置植入人體。連結到這個裝置的電線會把短暫的電脈衝（持續時間大約三十秒）送進脖子裡的左迷走神經。迷走神經與腦中的許多關鍵區域有無數的連結，人們相信刺激迷走神經會修正腦部參與調節情緒的某些區域的活動。使用迷走神經刺激有效的證據模稜兩可，而且不是所有國家都推薦以此治療憂鬱症。此外，它也有個潛在缺點，就是反應很慢，迷走神經刺激的益處可能要植入裝置九個月或更長以後才會變得明顯。目前迷走神經刺激的使用是保留給謹慎選擇過的難治型憂鬱症患者。

藥物：抗憂鬱劑與鋰

一般大眾長年以來都對我們先前描述過的憂鬱症物理治療心存懷疑，而且反覆表達對這些療法會被誤用的恐懼。然而，物理治療之所以式微，主因在於發現有藥物可以治療特定的精神疾病。

到了一九五〇年代，一般醫學病症的藥理學發展迅速。精神病學家也非常熱衷於找出他們這門專業中可用的藥物療法，但大多數發現都是從一般藥物研究衍生而來。舉例來說，一九五一年，法國海軍的一位外科醫師拉伯里想要找到辦法減少病人的手術休克，他認爲這主要是他們使用的麻醉劑造成的後果。拉伯里開始實驗抗組織胺，然後碰巧用了氯丙嗪（chlorpromazine），並且注意到病人如果使用這種藥物，面對情緒或疼痛就會變得比較不焦慮或無動於衷。這項發現引起精神科醫師德尼克的注意，他跟他的同事德雷開始在巴黎的聖安妮醫院裡使用氯丙嗪。

德尼克與德雷的報告指出，氯丙嗪對於思覺失調症、躁症與非常嚴重的憂鬱症患者很有幫助。的確，曾經住院多年的人因此得以出院，到社區裡過著正常生活，而這導致了過度樂觀的預測，認爲這代表一種革命性的療法，將導致精神病院關門。雖然氯丙嗪與思覺失調症的治療相關性大於憂鬱症，但它的發現與用於精神疾病患者身上的嘗試，改變了精神醫學實務的面貌，也點燃了尋找其他藥物的新生熱忱。最早期的抗憂鬱劑之一，伊米帕明（imipramine），就有類似抗組織胺的化學結構。

隨著憂鬱症單胺理論的興起，出現了第一批三環類抗憂鬱劑（tricyclics，這個稱呼是因爲這種化合物是由三個彼此相連的化學環組成的），然後是單胺氧化酶抑制劑（monoamine oxidase inhibitors，之所以如此命名是因爲它們阻止了單胺氧化酶活動）。這些類別的藥劑增加了突觸中可用的單胺類的含量，雖然有時不同的藥物對某種單胺類的作用會多過另一種。要開立單胺氧化酶抑制劑做處方則較爲複雜，因爲它們可能跟正常飲食中的食物（例如起司）相互作用，所以沒有像三環類那樣廣泛使用，不過這兩種藥還是作爲主要的治療藥物多年。

下一種被引進的抗憂鬱劑再度增加了腦部可用的單胺類含量，但產生效果的方式跟第一代藥物稍有不同。新藥物被稱爲選擇性血清素再吸收抑制劑（selective serotonin reuptake inhibitors, SSRI），其中最知名（或惡名昭彰）的就是百憂解（Prozac）。起初這種藥被視爲一項重大進步，開立服用方式比較容易，副作用大致也跟舊藥物不同（這讓某些患者比較容易接受新藥），但選擇性血清素再吸收抑制劑與所有所謂的第二代抗憂鬱劑在被引進之後，受到患者與專業人士越來越多的詳細檢視與批判。而之所以會激發這些負面反應，部分是因爲有人主張帶有偏見的研究結果報告可能誇大了益處，另一部分是因爲藥物行銷策略企圖把藥物用途擴大到更廣泛的患者群體，也有人擔憂選擇性血清素再吸收抑制劑可能增加而非減少某些人的自殘行爲，或者會讓其他人成癮。對於選擇性血清素再吸收抑制劑的某些疑慮經不起考驗，人們並未停止使用這類藥物，但如同在第四章裡提到的，人們對這些藥物的相對益處與風險仍有疑慮，而一般大衆與媒體則是對這些藥物表現出巨大的矛盾心態。

澳洲精神病學家凱德發現碳酸鋰可以充當嚴重憂鬱症與躁症患者的情緒穩定劑。在一九四〇年代，凱德發展出一種理論：有一種毒素導致精神疾病，而當毒素經由尿液排出時，疾病就會緩和下來。他在墨爾本的邦杜拉遣返醫院工作時開始做實驗，把躁症患者的尿液注射到天竺鼠身上，看看這樣是否會導致天竺鼠出現躁症症狀。他用鋰來溶解他認爲是毒素（尿酸）的東西，以便注射。凱德的假說沒有被證實，但他注意到，接受鋰溶液的天竺鼠變得比較沒活動力，動作慢了下來。凱德認爲鋰可以用於治療精神疾病，並且開始把它用在一些有躁症、思覺失調症與憂鬱症的患者身上。他發現鋰對躁症的效果極佳，但對其他病症效果有限。嚴重的躁症症狀被有效治癒，而凱德確實把鋰給了他患有躁鬱症的弟弟使用。

凱德的研究起初並沒有導致躁症治療的重大改變。直到幾年以後，一位丹麥精神科醫師修進行了一次科學試驗，才肯定了凱德的觀察：鋰讓躁症病人鎮定下來。然而，在鋰正式獲准使用在病人身上以前，又延宕了一陣。部分原因在於早年還不清楚鋰的治療劑量應該是多少，劑量太高可能導致有潛在致命危險的鋰中毒。同時藥劑公司確實沒有多少製造鋰錠的誘因，因爲鋰是一種天然存在的物質，沒有一家藥廠可以對它申請專利，或者實際上從中獲利。

現在，鋰被廣泛使用，主要是用在雙極性疾患，而比起抗憂鬱藥物，鋰是一種更好的抗躁症藥物。它並不總是被當成情緒穩定劑的治療選擇，因爲開立鋰必須伴隨著定期血液檢驗與監控，以避免中毒。因此，鋰在某些國家受歡迎的程度會勝過其他國家（比方說，歐洲比美國更常開立這種處方）。其他可能穩定細胞膜的藥物也會被當成情緒穩定劑，其中包括最初被當成抗痙攣劑引進的藥物（如丙戊酸鈉〔sodium valproate〕）。

時不時就有人表達這個想法：我們應該利用像鋰這種天然鹽類的潛在影

響（見BOX7）。這個主張指出，我們可以用類似在水裡加氟化物來預防齲齒的計畫，來提高每個人接觸鋰的機會。這種呼籲通常隨著媒體文章刊登而出現，像是二〇〇九年十二月就有一篇，當時有一份來自大分市的日本研究報告指出，在自來水中鋰含量比較高的地區，自殺率比較低——這導致有人建議，應該在飲用水裡添加鋰。

心理治療：從佛洛伊德理論到當代實踐

心理學介入措施以及把談話當成療養院患者部分治療方法的概念，在一九三〇年代以前就有人描述過。然而，佛洛伊德釐清，跟患者談話不只是表達同理與支持的工具。他指出如果有潛在的心理學理論引

BOX7　鋰補藥

在1920年代，鋰被行銷成一種補藥。
郝迪股份有限公司的葛利格發明了一種內含檸檬酸鋰的補藥／宿醉解酒劑，他稱之為「Bib-Label鋰化檸檬萊姆蘇打」。這個名稱後來被改成七喜（雖然裡面再也不含鋰了）！

導對話，就能用談話來治療。這在過去（現在也是）被稱爲精神分析，而雖然現在對於精神分析的觀點相當兩極化，但引進非物理、非藥物的憂鬱症療法，代表著最重要的一種創新。我們會簡短地考量佛洛伊德方法，然後討論現行的心理治療介入措施，還有在更廣泛運用這些療法時可能會造成障礙的某些問題。

佛洛伊德運用他的心靈與自我防禦機制理論，主張把他相信代表無意識衝突的症狀當成治療目標很重要。這種治療通常很長，持續許多年，每星期會進行好幾次療程。在治療期間，患者躺在一張躺椅上，佛洛伊德則坐在當事人的頭部後方，因此不在他們的視線範圍內。患者被鼓勵談論心頭浮現的任何事（佛洛伊德把這個程序稱爲自由聯想），或者描述夢境。治療師被訓練成要「像一張空白畫布」，患者可以把來自他們過去的問題投射在上面，或者可以重新經歷關係中的衝突。治療師的技巧在於詮釋患者在治療中的言論或行爲。佛洛伊德指出，這個過程讓患者得以理解和洞察他們生命中的無意識衝突，就是這些衝突產生了他們正在經歷的症狀。人們相信發展洞見可以解決症狀，並且讓患者繼續走上更健康的個人發展之道。

佛洛伊德的批評者指出，他提出的模型中有好幾個弱點，而且很容易看出這個路線有許多缺陷。然而值得記住的是，以佛洛伊德開始做精神分析的年代，粗略地瀏覽一下精神分析的基本原理，還有當時使用的物理治療本質，就會讓任何說理的觀察家做出以物理治療作爲介入措施同樣具有缺陷的結論。或許一種更能說明問題的觀察是，比起精神分析，大多數物理治療方法隨著時代有更多的演變。此外還有一個對精神分析的合理批評，它有可能會變成一個相當排外的俱樂部。這不只是因爲大多數患者需要有足夠財力，能夠連續數年一週進行好幾次私人療程，也因爲他們需要能夠詳盡表達他們的情緒與困難——或許這表明了患者需要某種水準的收入與教育程度。這導致有人主張這些談話療法的最佳候選人是「YARVIS」患者——年輕（young）、說話清晰（articulate）、富有（rich）、語言能力佳（verbal）、聰明（intelligent）又成功（successful）。更進一步的顧慮則是以這個概念爲中心：雖然洞見與自我意識的發展可能很有幫助，卻可能不會自動促進人在行動與因應方式上的改變。

許多目前可用且爲時較短的介入措施，像是諮商、人際取向心理治療（interpersonal therapy, IPT）還有認知行爲療法，都比佛洛伊德分析適合更廣大的憂鬱症患者群體。此外，像是人際取向心理治療跟認知行爲療法這些介入措施不只是幫助人理解他們的行爲與反應，還包括了具體的技巧，明確地聚焦在改變行爲，並且降低未來憂鬱症發作的風險。這些療法也強調患者與治療師是改變過程中的合作者，有著比精神分析中更平等的關係（在精神分析中，治療師顯然處於掌握權力的位置）。新療法也在演變中，結合不止一種療法模型中的元素，例如認知分析療法（cognitive analytic therapy, CAT）就結合了精神分析與認知行爲療法中的某些觀念。

正念代表一種新的主流療法，主要是利用歷史上許多宗教都實踐過的冥想來做新的嘗試。正念療法鼓勵個人發展出對身體知覺、思維、感受與環境的當下覺察。這種療法用經過整合的放鬆與其他介入措施，幫助人對他們的思維與感受採取一種非批判性的態度，並且透過接受與適應來減輕壓力。如果把正念當成一種習慣長期實踐，可以避免病情復發，對於先前經歷過憂鬱症反覆發作的人來說尤其如此。

媒體文章指出，用這些心理療法治療憂鬱症比藥物更受歡迎。然而，一般大眾對各種療法的熱情並不是普遍性的，有研究證據指出大約百分之三十的患者不想接受心理諮商，或者沒有完成療程。有趣的是，這個百分比跟拒絕或者中輟抗憂鬱症藥物治療的比率非常接近。使用所有心理諮商的障礙之一是，並不是每個憂鬱的人都希望參與談話治療，而且就算當事人有欲望接受心理諮商，並不保證採用這個方法就會有好結果。

增加心理諮商管道的另一個障礙是，某些備受敬重的科學家及許多科學期刊，對於心理療法帶來益處的經驗證據還是有矛盾心態。有部分的保留態度看來是因爲這些療法缺乏大規模的臨床測試（跟在多個醫學中心進行的國際性藥物研究相比）。然而，心理諮商研究的一個問題是，沒有來自大企業贊助大規模資金來做心理諮商測試，相對來說大藥廠會提供資金做藥物研究。直到有資金到位，可以進行長期、多國、多醫學中心的心理諮商研究以前，要累積紮實的證據，說明臨床實作上如何以最佳方式應用各種心理諮商，還有得等。

在對各種心理諮商的調查研究中，想要執行最理想程度的品質控制有其難度。一劑藥錠可以有相同的成分，用幾乎一樣的方式在不同國家的不同治療中心開立處方。如果一位患者對這種治療沒有反應，我們能做的第一件事，是檢查他們是否在夠充分的時間裡，接收了正確劑量的正確藥物。對於心理諮商來說要達到這點相當困難，這激起了種種擔憂：心理諮商如何進行、與研究人員忠誠度有關的潛在偏見（也就是說，發明某種療法的臨床中心展現出的成果，比其他中心來得好），還有可普遍性的問題（我們在不同場所、由不同治療師精確複製同一療法模型的能力）。

某些針對有證據基礎的心理諮商的批評很天馬行空，但有時候給予高品質治療的益處、接納度與容易程度確實是被高估了。同樣也很清楚的是，先前大家對於心理諮商的副作用或負面影響缺乏注意，而在近年來的調查，像是派瑞與同僚在英國進行的那些調查指出，高達十分之一的人表示對心理諮商有負面反應。

整體而言，開立藥錠輕鬆容易，藥物的益處還有更傳統的證據基礎，在某些地區又缺乏受過訓練的治療師，這些意味著心理諮商在憂鬱症的主要治療指南中，仍然扮演輔助藥物的次要角色。

現行治療路線

提供給憂鬱症患者的主要療法，在過去三、四十年裡改變極少。雖然大眾逐漸承認短期心理諮商是一種重要選項，抗憂鬱劑仍是大多數臨床指導方針中推薦的第一線介入措施。或許近年來最值得注意的改變，是從「醫師最清楚」的路線，轉移到承認個人有權利表達他們的治療偏好，並且參與共享的決策過程。與這種轉移有關的是對於個人化醫療的日益強調，還有爲了更適合個別病人而修正治療方式的需求。因此，這一節將簡短地討論這些議題。

二十一世紀的許多治療方式研究，聚焦在找出克服急性疾病發作症狀的抗憂鬱劑。一般而言，藥物要大約兩週時間才會開始作用，當事人要經過六週才會感覺明顯好轉，而若要努力把復發風險壓到最低，就應該要持續服藥至少三到六個月。這種方法暴露出三個問題：第一，個人不見得總是很能夠堅持服藥，而且並不是每個人都能完成一段療程。第二，藥物只在人有吃藥的時候才會有效；一旦停止，復發風險就會顯著升高。第三，憂鬱症是很容易復發的疾病，而治療急性發作其實只是整個過程的一部分，所以治療方法也需要併入避免後續發作的策略。而這些問題顯然需要同時在體系與個人的層次上處理。

越來越多人承認憂鬱症是一種生命歷程疾病（life course illness），這導致人們想要嘗試複製像是糖尿病或高血壓這類慢性生理疾病所應用的系統化健康服務。這些慢性病管理模型牽涉到好幾項對於幫助憂鬱症患者來說很有用的關鍵元素，其中包括強調長期後果，而不只是急性發作；對於初級照護（primary care）或社群健康服務有更高的期待，希望他們會提供「追蹤關懷」（call and re-call）系統，確保服務更主動支持與監控個人的進展還有治療上的任何困難（而不只是把每件事都留給患者決定之類的）；更清楚的治療路線（包括如何決定進入治療過程的下一步）；還有對於哪些人應該轉介給專家服務、誰在初級照護或其他服務下能得到最佳服務，共享的照護指導方針要提供透明化的說明。

這樣的憂鬱症健康照護與治療系統已在不同國家實踐，成功程度不等。主要益處是幫助臨床醫師與有憂鬱症的人對於這個問題採取較長期的觀點，並且提供更好的方式來決定在不同的人身上使用的療法。不利的一面是，這個系統對於可能嚴重影響治療結果的個人偏好與個人差異還不夠敏感。

是什麼讓一個有憂鬱症的人堅持服用抗憂鬱劑數月、甚或數年，另一個人卻只吃幾天就停藥了呢？多年來公認的看法是，問題出在藥物的副作用。雖然更新的抗憂鬱劑有跟較早期藥物不同的副作用，完成一段療程的實際人數百分比，仍然跟大約五十年前一樣（大約百分之六十）。此外，研究指出大約百分之五的不遵從醫囑者從來沒吃過藥劑師開的處方（所以他們顯然不可能經歷過任何副作用）。不服用抗憂鬱劑的另一種解釋，是有嚴重憂鬱症的人可能缺乏自己需要治療的「洞察力」，根據這個論證，這種疾病因此損害了他們對於什麼事情會有幫助的覺察力，也削弱了他們遵從醫囑的能力。然而，這個百分之六十的遵從率，相當類似慢性生理疾病患者回報的遵從率，這些慢性病人並沒有失去任何洞察力。最後，有人主張這些人不想服藥，是想要有做心理諮商的選項；不過如同先前已經提過的，拒絕或退出心理諮商的比例，跟不服藥物者回報的比例是一樣的。所以，我們能得出的唯一結論是，比起某些「團體經驗」或從眾本能，個人差異更有可能解釋在真實世界裡看到的現象。

理解前述現象的最佳方式之一，是探究健康信念模型。以最簡單的模式來看，這些模型探索人如何理解疾病與做出反應，還有他們對治療方式做何想法。雖然一個人的健康信念內容可能反映了他們的文化與背景，有五個反覆出現的主題，讓我們可以對一個人會如何參與不同的治療方法，做出一些預測。人在思考他們的疾病經驗時，會想到的關鍵問題是：

它是什麼？

它的起因是什麼？

它可以被治癒或控制嗎？

時間軸是什麼？

後果是什麼？

在此給出一個簡單的例子：某人可能相信他們的問題是憂鬱症；起因是腦內的一種化學不平衡；可以藉著糾正不平衡問題的藥物來治癒；他們可能會擔心此症會復發，對他們的社交與工作生活造成負面影響。這個人很可能會接受一種抗憂鬱劑處方，並且在一段相當長的時間內遵從醫囑進行治療。

某些並不相信問題在於憂鬱症的人則把自己現在的狀態看成是個人弱點的表示，而且相信「自己振作起來」會一勞永逸地解決他們的問題，這些人也許就會對任何種類的治療有矛盾心態。另一方面，某些人可能會同意自己有憂鬱症，卻可能強調童年創傷在損害他們自尊這方面扮演的角色，並且描述他們知道自己非常敏感，在回應關係壓力的時候會感覺情緒低落。這樣的人可能希望他們的憂鬱症得到幫助，但有可能謝絕藥物（或質疑其效用），反而寧可接受心理諮商。

前述例子在某種程度上很黑白分明，但它們凸顯了問題不只是臨床治療試驗已經證實哪種療法有效，而是哪種療法對當時尋求幫助的當事人來說有意義。用不著說，臨床醫師必須努力跟患者合作，並且考慮他們的觀點，好讓雙方能發展出對問題的共識，並且對行動步驟做出共同決定。這通常需要臨床醫師願意修正他們的諮商風格，而當然某些人會比別人更難做到。有意思的是，這種哲學並不像某些人認爲的那樣新；據說早在一八七八年，一位名叫歐斯勒的醫師就說過：「好的臨床醫師治病；偉大的臨床醫師醫人。」

第六章 當前的爭議，未來的方向

某些人認爲憂鬱症被過度診斷，有些人則相信憂鬱症是面對生活可以理解的一種反應，不該被醫療化或者被治療，還有些人把憂鬱症看成是一種可診斷的疾病，但不認同目前被認爲應該提供的治療方式。我們簡短地探索這些議題，然後考量接下來十年的憂鬱症研究會朝著什麼方向發展。

憂鬱症被過度診斷了嗎？

本書第一章與第二章指出，人類製造過的每一種紀錄中對憂鬱症的描述都驚人地一致。然而，有少數知名的批評者，像是薩斯，他就認爲憂鬱症不存在。現在主要的辯論並不在於這樣的存在是否能被鑑別出來，而在於憂鬱症如何被分類或診斷、專業人士與一般大衆對治療方式的態度，還有各種大異其趣的病因理論。諷刺的是，認爲憂鬱症被過度診斷、抗憂鬱劑處方被開得太多的研究出版，跟強調此症診斷過少、治療過少的論文，在數量上是旗鼓相當的。合併來看，這些研究指出憂鬱症經常被誤診，並且用錯誤方式治療。舉例來說，有證據指出抗憂鬱劑被過度使用，像是開給暫時不快樂的人，或者開給有憂鬱症狀、卻不可能因藥物獲益的人。而在另一個極端也有證據指出，就算病人確診患有憂鬱症，也可能得不到治療。舉例來說，研究指出許多有憂鬱症的老年人仍然未接受治療，因爲「如果你有很多生理病痛而且正在變老，有憂鬱的感受是很常見的」。這樣的論調很令人費解；臨床醫師理解糖尿病在年紀較大的人身上很常見，他們也了解疾病成因，但這種知識並不會讓他們不做治療。然而，憂鬱症專家覺察到，就算他們改善了憂鬱症診斷的精確度，這種疾病的成因及其嚴重度或複雜度可能有個人差異，所以對於個人來說最適當的治療方式是什麼，仍然是問題。

抗憂鬱劑有效嗎？

自從三環類抗憂鬱劑問世以來，抗憂鬱劑的有效與否一直存在爭論。每次出現一份聲明這些藥劑確實有效的研究發表，似乎就有相同數量的評論（通常檢視的是同樣的科學出版品）聲稱這些藥劑的效果不比安慰劑（像是糖果藥丸）來得好。然而，二〇〇八年曾掀起一場新聞風暴，當時哈佛醫學院心理學教授克許發表了一篇新的評論，認爲抗憂鬱劑對於治療憂鬱症只有極少的益處。這份評論跟先前發表的文章之間的重大差別，在於克許跟他的同僚利用《資訊自由法案》，取得所有送到食品藥物管理局（美國負責核發藥物許可證的機構）的選擇性血清素再吸收抑制劑與新抗憂鬱劑藥物測試結果。這意味著這份新的評論不只包括顯示藥物奏效的研究，也包括沒顯示抗憂鬱劑有任何影響的研究。後面這類研究通常留著沒有發表，所以先前的許多評論不包括這些資料。

一如往常，不只是克許的評論中所包含的資料，對於這些發現所做的詮釋也引發了爭議。基本的科學事實指出，抗憂鬱劑可以讓百分之六十到七十的服用者獲益，但可能有百分之三十到五十左右是對安慰劑的反應。所以就此而言，大約有超過百分之二十的憂鬱症患者，會眞正因爲吃了抗憂鬱劑而獲益，簡單來說就是吃比沒吃來得好。然而，在這些發現裡有兩個重要的警訊。首先，有嚴重憂鬱症的人從抗憂鬱劑裡得到的益處肯定多過安慰劑，但藥物對輕度到中度憂鬱症患者的益處就比較不明顯。某些研究顯示抗憂鬱劑對輕度與中度憂鬱症有幫助，但其他研究則顯示沒有超出安慰劑所能達到的決定性改善。其次，許多研究持續時間非常短，只會檢視大約六週內的益處。許多專家指出，這破壞了評論的有效性，因爲這不同於日常臨床環境中常做的評估，臨床上這些藥劑的處方時間通常較長，並且通常會在較晚的時間點才會觀察對治療的反應。

對於開立抗憂鬱劑處方及其益處，我們會做出四個進一步的觀察。首先，在避免藥廠「報喜不報憂」的做法上，我們已經有了顯著的進步，在某些例子裡，現在已有線上提供的資料，讓獨立研究人員有管道取得臨床試驗資訊。這是一項重大的進步。在這個星球上，抗憂鬱劑是第二常用的處方藥物，生產抗憂鬱劑是價值數百萬英鎊的產業，而大眾與專業人士都需要值得信賴的藥廠資訊。

其次，在我們爲第二代抗憂鬱劑寫下訃聞之前，值得注意的是，許多爲了身體病痛而開立的處方藥劑，像是抗發炎藥，反應率從沒有高於百分之六十到七十（相較之下，安慰劑的反應率是百分之三十到四十）。這意味著身體病痛的治療方式就像抗憂鬱劑一樣，在積極投藥與安慰劑療法之間，只表現出百分之二十的絕對差異。然而，一般大眾罹患身體疾病的時候，並沒有停止服用這些藥物，臨床醫師也沒有停止開立這些藥劑。實際上發生的事情是，處方開立者嘗試把投藥目標放在能從服藥中獲益的人身上。

第三，許多癌症療法只對一小批患者次群體有效，而且許多這樣的改善都是短暫的（例如針對一群有特定類型腫瘤的患者）；期待某一批範圍很廣的藥物，像是抗憂鬱劑，對每種憂鬱症的每個患者都同樣有效，是不切實際的想法。我們從像是癌症這樣的專業學習到，我們需要能夠更有選擇性地使用不同的抗憂鬱劑或心理治療方法，並且找到在不同環境下採取哪種途徑最好的可能預測因子。

第四，雖然某些輕度到中度憂鬱症的病例可以從抗憂鬱劑中獲益（例如持續多年的輕微憂鬱症，通常會對藥物有反應），所有試驗卻都反覆證明，只有一個群體能夠一致地從抗憂鬱劑中獲益，就是有嚴重憂鬱症的人。問題是，在眞實世界裡，大多數抗憂鬱劑實際上是開立給較不嚴重的病例，亦卽最不可能獲益的群體；這也是關於抗憂鬱劑是否有效的論辯爲何不會很快消失的原因。

所有心理治療方法對憂鬱症都一樣有效嗎？

在心理諮商的世界裡，對於哪種方法對憂鬱之人最有幫助有許多論辯。舉例來說，諮商短期內可能有用，對於缺乏社會支持、或者在社群裡缺乏知己的人來說尤其如此。然而諮商的益處，會在結束療程後的三到六個月內消退。所以如果目標是長期收穫與預防未來的憂鬱症發作，明確把目標放在幫助人改變行爲與因應方式的心理諮商，可能會比較好。有主張認爲一個人可以就簡單地重複一段諮商療程，但這沒考慮到事實上心理諮商療程在短期內可能比開處方藥物更昂貴。只有在證據顯示接受心理諮商而非藥物治療、或者同時接受兩種治療，憂鬱症的長期後果有所改善（較少復發、生活品質較佳）時，心理諮商比較經濟的論證才站得住腳。

儘管有些主張說明像是認知行爲療法、行爲活化（behavioral activation）、人際取向心理治療或家族治療等療法可能如何奏效，現實狀況是包含在這些療法中的許多要素，跟所有其他有效療法（有時候被指涉爲有經驗證據支持的療法）中描述的要素都一樣。共享的要素包括跟憂鬱之人形成一個積極的工作同盟（working alliance）關係，從第一天起就跟患者分享治療的模型與計畫，並且幫助患者參與積極的解決問題等等。從重疊的程度來看，很難眞正有效辯護使用某一種有經驗證據支持的療法，而不採用另一個。而且，鮮少有預測因子（除了症狀嚴重性與個人偏好以外）能一致地顯示，誰會對其中一種心理治療而非藥物有反應。

我們也要花上一些時間，才能確立一種心理治療方法對不同的患者群體

（照年齡或罹患的情緒疾患種類等條件來界定），以及不同國家與文化的患者，都有短期與長期的益處。舉例來說，儘管正念療法激起熱烈反應，但是到二〇一五年底爲止，針對正念療法應用於憂鬱症成人的高品質研究試驗還不到二十個，而大多數這類研究的參與者不到一百人。所以雖然有跡象鼓勵使用正念療法，但光以檢視兩千名主要定居歐美的患者使用此法的成果爲基礎，很難論證說應該就此改變國際間的治療指導方針。

當代與替代療法

憂鬱症被公認是尋求補充或替代療法的最常見理由之一。補充醫學（complementary medicine）涵蓋了範圍甚廣的各種療法，其中包括草藥與礦物，還有一些物理治療方式，略舉幾種，就像是針灸、靈氣與運動。

尋求替代療法可能反映出某些人對傳統治療方式的不滿，而對其他人來說，這些方法可能更符合他們的健康信念模型或哲學。舉例來說，順勢療法

（homoeopathy）提供許多人一種更個人層次的挹注，而且明確地照顧到整個人，有人可能會覺得主流醫療服務中就缺乏這一點。如同前面提過的，對某個治療方式的益處所產生的期待就解釋了大約百分之三十的反應率，所以無論是傳統或另類醫療服務提供的任何治療，「安慰劑效應」都有其影響。然而在二〇一〇年，英國的下議院科技委員會做出結論：沒有一致或可靠的證據指出順勢療法比安慰劑更有效，對於順勢療法如何或者爲何能夠有效的解釋，在科學上不可能爲眞。頂著激怒某些我們尊敬仰慕之人的風險，我們同意那份報告的看法，而且我們覺得支持順勢療法的所謂證據，極端難以接受。

許多人支持使用草藥療方的其中一個主要理由，是他們相信既然這些物質是自然產生的，當然就是安全的。可嘆的是，這不盡然爲眞。問題之一是，草藥療方並沒有像傳統藥物那樣經過規範或測試，這可能表示同一份療方的無處方配製劑，在劑量上或效力上可能有二十倍的差別，或者可能包含各種多餘的物質。其次，許多療方可能有多餘的副作用，經典的例子是貫葉連翹。這是一種金絲桃屬植物的萃取物，在歷史上一直被描述爲一種抗憂鬱劑。雖然來自臨床試驗的發現指出貫葉連翹對憂鬱症的效果相當微弱，卻可以對某些程度較輕微的憂鬱症患者有益。然而，不利的一面是，貫葉連翹會跟負責代謝許多其他藥物的酶系統起反應（因此會改變那些藥物在血液中的濃度還有效力），舉例來說，它可能會降低口服避孕劑的效果。它也會減少體內對鐵的吸收，增加貧血的風險。因此，對天然療方的熱忱還是必須有所平衡——我們必須承認，沒有任何副作用的物質眞的極端稀少。

或許最有希望且逐漸被主流臨床服務採納的替代治療途徑，是對有臨床憂鬱症的某些人開立運動處方。無論有沒有經歷過憂鬱症，運動的益處都已經向一般大眾闡述過了。的確，公衛運動積極地宣導讓人「離開沙發」的必要性，祭出像是「久坐等於新時代的吸菸」這樣的口號。無數研究證明運動對健康有益，不只是有益於心理健康，也有益於生理上的福祉。然而，這並沒有答覆規律運動是否能夠減少臨床憂鬱症的問題。在結合了三十個最佳研究的資料以後，得到的答案是一個有保留的「是」。證據是，比起完全沒有治療，運動改善了憂鬱症的症狀，不過在這個主題上，現有的研究還稱不上理想（在研究設計或臨床測試中包括的參與者樣本方面，還有許多問題）。

把運動當成唯一的治療方法，對於較溫和的憂鬱症來說可能是最有益處的。這並不是說其他憂鬱的人不能從中獲益，而是說某些嚴重憂鬱的人可能覺得很難主動造訪健身房，更不要說是執行一套運動課表了。這些人首先可能需要藥物，在症狀有些進步以後再提供他們參與運動的機會。比起那些太過憂鬱，以致在過程中感覺變得更差的人，或者在參與運動課程後對自己「不夠努力嘗試」感到罪惡的人，運動對那些參與體驗後心情有改善的人來說，是比較好的選擇。

對於運動介入措施爲何可能有益，有好幾種看似合理的論點，其中包括這個觀念：心理上，運動會積極幫助人從負面思考與反芻思考中分心，而在技巧發展起來並掌握特定活動以後，他們的自尊可能會有所改善；而在社交上，可能可以重新建立或者改善他們的人際網絡。生理上來說，除了改變腦內啡濃度，新出現的證據指出運動可能產生單胺類濃度的改變，或者減少皮質醇濃度。這意味著運動可以有助於逆轉變得憂鬱的人體內出現的某些生物變化。

藥物的未來發展

如同先前提過的，在憂鬱症理論模型中有些空白之處，而現在可以提供的治療藥物也碰到了一些挫折。就像其他科別的醫學，精神醫學持續探究並修正憂鬱症如何發展還有如何確認人有患病風險的理論。在二十世紀的後半，研究人員確立了與憂鬱症發展有關的系統彼此之間是有關聯的；也就是說，單胺類跟壓力荷爾蒙系統互有連結，而且這些系統與基因、心理脆弱性，以及環境因素之間都會彼此影響。在本世紀之初，研究人員也已經把他們的注意力轉向「單胺類系統及HPA軸」跟晝夜節律及免疫系統之間的連結。雖然針對每個主題詳細討論超出了本書的範圍，但我們凸顯這種新研究的幾個關鍵要素，並且強調它如何能夠幫助我們發現極其需要的新療法。

情緒疾患與晝夜節律

有證據指出許多人是晨型人，每天早起，另一些人則天生就是夜貓子。這些睡眠清醒模式也可能隨著年齡而有些許變化。你們之中許多人都親眼看到某些青少年有驚人的睡眠能力，可以睡過午後許久，整個下午都抱怨自己還是覺得累，然後熬過午夜，一直撐到隔天清晨（這指出他們的整個二十四小時睡眠－清醒活動模式改變了）。也可能你們自己就做過輪班工作，或者體驗過長時間搭機飛行後的時差。不同的人、或者同一個人在不同環境下展現出的種種睡眠－清醒模式，有部分的解釋在於晝夜節律系統的活動，或者內在的生理時鐘。

「晝夜節律的」（circadian）一詞來自拉丁文，意思是關於（*circa*）一天（*diem*）的。許多身體內的歷程，是透過有節奏地釋出某些化學元素與荷爾蒙來精心調節的。睡眠－清醒週期是其中最明顯的例子，不過血壓、體溫跟許多其他生物功能，也都在一天當中以精確而規律的模式改變。就像一個管弦樂團，這些活動也需要保持同步，而擾亂荷爾蒙分泌次序或者晝夜節律活動模式，可能導致心情、睡眠、專注力、胃口與活動力上的顯著改變，呈現出看來非常類似臨床憂鬱症的圖像。某些人之所以出現像是肥胖、糖尿病與某些癌症等健康問題，也跟晝夜節律系統的破壞有關；這指出晝夜節律在身心健康上都扮演了某種角色。

多項證據指出晝夜節律異常與情緒疾患之間的連結。首先，基因（像是所謂的時鐘基因〔clock genes〕）在設定每個人的內在生理時鐘時軋了一角，而某些類型的時鐘基因，比預期中更常出現在有像是憂鬱症與躁鬱症等情緒疾患病史的家庭裡，而在發展出情緒疾患的人身上出現的某些時鐘基因，對晝夜節律系統的控制力，看來比不會變得憂鬱的人來得低。其次，我們也知道晝夜節律對環境變化非常敏感：有日照的時數、規律生活形態這類的社會因素，以及某些類型的人生事件，都可能顯著地影響一個人的節奏。第三，調節晝夜節律系統的腦區，跟控制壓力荷爾蒙與單胺類系統的腦區之間有清楚的連結，而許多選擇性血清素再吸收抑制劑跟其他抗憂鬱劑，增加了睡眠調節中牽涉到的主要荷爾蒙濃度（稱爲褪黑激素）。合併來看，這些發現導致許多研究者提出看法，認爲一個人的生物時鐘異常，可能在情緒疾患的發展上扮演某種角色。

前述這些發現，刺激出對時間生物學（chronobiology，對週期性生理現象的研究）的興趣，而現在有許多關於情緒疾患患者的日間活動與夜間睡眠模式變化的研究正在進行。有個事實對這種研究有幫助：人可以一天二十四小時、一週七天都配戴一支行動記錄錶（actiwatch，這種裝置看來類似普通手錶，可以戴在手腕上測量動態），同時繼續過他們的正常生活。這意味著可以記錄人在自然或眞實世界中的行動模式與日常資訊。這些所謂的生態研究證明，有情緒疾患風險的人（像是有強烈家族病史的人）、現在正經歷憂鬱症發作的人，還有過往有憂鬱症病史（但現在狀況良好）的人，他們的睡眠模式全都展現出不同於全無前述特徵的人。研究也顯示，睡眠障礙暗示第二天的心情、專注力還有反芻思考都會惡化，活動力也會降低，而改善的睡眠可以幫助扭轉這些趨勢。

對晝夜節律的研究增加了大家對時相藥物（chronobiotics，可能影響晝夜節律系統的藥物）與時律治療學（chronotherapeutics，像是光照療法〔light therapy〕還有失眠認知行為療法〔CBT for insomnia: CBT-I〕這類的介入措施）的興趣。目前有針對憂鬱症治療的重要研究測試，在檢視褪黑激素或者模擬褪黑激素作用的人造化合物有何益處。像是失眠認知行為療法這種被用來治療失眠的心理治療方法，也已經被改造成適用於雙極性疾患，還有用線上程式來修正剛出現情緒疾患的年輕人的睡眠活動模式。用燈箱與特別設計的眼鏡阻斷藍光的光照療法研究正在進行中，對象是有憂鬱症、雙極性疾患跟季節性情緒失調（seasonal affective disorder）的人。所有這些方法，看來正在開啟新療法極端需要的康莊大道。

憂鬱症與免疫系統

憂鬱症並不是傳染病，但在憂鬱症嚴重發作的人、還有後來在青少年時期發展出憂鬱症的兒童身上，人體內稱爲發炎指標（inflammatory markers）的某些蛋白質似乎有增加。目前已經發現發炎指標會影響被認爲對憂鬱症很重要的多種腦部活動，其中包括改變了單胺類活動、皮質醇受體反應，還有海馬迴的神經可塑性（神經可塑性指的是腦部形成新神經連結的能力）。劍橋大學的瓊斯教授及研究人員已經指出，早年的生活逆境與壓力，可能導致人發展出體內發炎指標濃度持續增加的現象。此外，發炎指標濃度持續偏高、或者面對壓力時表現出過高發炎反應的人，陷入憂鬱的可能性大約是指標濃度偏低者的兩倍。

就算在我們健康的時候，血流裡也會有些發炎指標的痕跡（尤其是類似白血球介素－6〔interleukin-6〕這樣的物質）。然而，在我們感染的時候，像是得了普通感冒，我們的免疫系統會開始行動對抗感染，並釋放出發炎指標。這些物質也會作用在腦部，並且產生嘔吐、發燒、失去胃口、從物理與社交環境中抽離之類的「疾病行爲」（sickness behaviours），其中許多都跟憂鬱症的症狀互相重疊。疾病相關行爲與憂鬱症之間的差異在於，前者是身體對發炎的適應性反應，發炎一旦解除，行爲與症狀就停止了。憂鬱症的情況並不總是如此，而且在經歷長期憂鬱症發作的人身上，高濃度的發炎指標可能更爲普遍。

就跟晝夜節律系統一樣，免疫系統異常跟心理與生理疾病都有關聯。舉例來說，我們知道有憂鬱症的人有更高的風險會發展出心臟病與糖尿病，而已有研究表明，升高的發炎指標濃度會增加一般人口中發生這些問題的風險。未來研究的目標之一，就是確立免疫或晝夜節律異常，是否解釋了情緒疾患與特定生理健康問題之間的關聯性。對於免疫系統與晝夜節律指標的研究興趣還有另一個的理由，就是它們可以被客觀測量，所以到最後可能容許研究人員發展出類似一般醫學中慣用的實驗室測試，來幫助找出有特定疾病風險的人，或者決定最佳的治療選擇。

心理治療的未來研究及其與神經科學的連結

心理諮商對憂鬱症治療的價值，某些人抱持懷疑態度，理由之一在於事實證明很難確切說明到底是什麼居中傳達了這些介入措施的益處。這已經導致許多人聲稱，這些改善看來近似安慰劑效應，或者就只是讓某人在艱困時期有個支持者可以吐露心事的結果。然而也很清楚的是，對憂鬱症最有益處的那些心理諮商方法，幫助人改變了他們的思維、情緒反應與行爲，尤其是在面對生活壓力的反應。這指出有效的心理諮商包括學習新技巧，像是改變一個人的因應策略，並且修正他們對壓力因子的自我感知。因此，心理諮商研究者已經開始在他們的研究中結合心理學、社會學與神經科學方法，以探索跟憂鬱症相關的深層腦部活動，還有這些活動如何在治療期間與康復後有所改變。

這個研究策略最知名的倡導者之一是肯德爾，二〇〇〇年，他以針對學習及記憶生理基礎所做的實驗室研究贏得諾貝爾獎。讓他的貢獻如此吸引人的原因是，雖然他是廣爲人知的基礎科學家，但他原本是被訓練成一位精神分析師。肯德爾不斷強調，重要的是要理解我們所謂的心靈可以被當成腦部活動來了解，而所有心理歷程，就算是其中最複雜的，也都是從大腦的運作中衍生的。肯德爾不是唯一一個討論這些議題的學術界人士，但他清楚地說明神經科學，尤其是腦部造影技術的使用，如何能夠讓研究人員發展出新方法來探索心理歷程、確認憂鬱症中可能發生的腦部變化，也檢視這些變化如何可能透過抗憂鬱劑或心理治療加以修正。這種研究方法對於試圖揭露特定心理功能與特定大腦機制的關聯性，還有它們與基因學、生物學與心理社會等模型的連結，至關重要。

二〇〇八年，肯德爾發表了一篇論文，談精神醫學的新知識架構。他主張研究反覆證明了基因影響並不是固定的（也就是說，舊觀念認爲你繼承了一種無法改變的行爲模式，而這個觀念是錯的），我們知道內在刺激（體內的事件）與外在事件參與了腦部的發展，像是壓力、學習與社會互動。重要的是，所有這些事件都可以改變「基因表現」（這被稱爲表觀遺傳調節〔epigenetic regulation〕）。在學習與經驗製造出基因表現的這些改變時，會接著影響神經連結模式，並且導致大腦在解剖構造上的改變；這是一種可以終生持續的過程。

這種大腦可塑性有個簡單的例子是來自經常被引用的倫敦計程車司機研究。在他們的見習期，未來的計程車司機必須記住倫敦的詳盡道路地圖（被稱爲「知識」），這可能要花上四、五年才能達成。研究人員用腦部掃描來證明這些導航要求刺激了大腦發展，而研究發現學會「知識」的人大腦海馬迴的尺寸變大了。此外，掃描顯示他們的記憶中樞增長的原因在於他們所受的密集訓練（也就是說，並不是本來海馬迴就比較大的人更有可能決定成爲計程車司機）。臨床研究已經證明，大腦皮質（腦部的大型腦葉）的正常發展，可能因爲在早年經歷忽略或剝奪而變得遲緩，而這種狀況的影響，包括參與情緒反應、恐懼及對危險做反應的其他腦區（稱爲邊緣系統、中腦與腦幹區）調節能力會降低。

這些研究在許多方面都對憂鬱症與心理治療研究很重要。首先，在憂鬱症中，某些人生經驗很有可能導致大腦神經網絡有所成長（或收縮），而這些網絡後來在壓力下會重新活化。如同研究人員沙茲所述，這可以被描述為「一起激發的細胞就會串連在一起」。這個模型為認知結構（像是我們的潛藏信念，還有我們調節情緒的能力），提供了一個潛在的神經基礎。而且，它也對神經可塑性還有腦內物質的探究提供了洞見，像是稱為腦源性神經營養因子（brain-derived neurotrophic factor, BDNF）的蛋白質；這種物質刺激了新神經細胞的成長，並且改善它們的健康功能運作與存活時間。有趣的是，研究報告指出，增加的腦源性神經營養因子濃度可能跟反覆運動、心理諮商或服藥有關。

肯德爾主張，心理介入措施可以讓人透過學習產生長期的行為改變，而這種改變又接著產生基因表現上的改變，從而改變神經突觸之間的連結強度，並且帶來腦部的結構改變。現在研究人員正在努力，設法用新科技來確定他的理論是否正確，並且檢驗心理諮商是否能以這種方式奏效；如果真是這樣，心理治療引入的改變又會是在哪裡發生。研究人員也嘗試檢驗心理諮商產生的結構重組，是否發生在腦部受到憂鬱症改變的相同腦區，或者是在不同的腦區（若是如此，則意味著心理諮商產生了補償性的改變）。最後，研究人員正在比較接受心理諮商和服用藥物者的腦部掃描，以確定這些措施對腦部的效果是相似還是不同。

目前爲止的研究已經產生了有趣但不一致的結果。舉例來說，一則芬蘭研究證明憂鬱症跟某些腦前區減少的血清素攝入量有關，而在接受過一段心理諮商療程的患者身上，這種異常被糾正了，未接受治療的患者則沒有改變。北美研究則指出，大腦接受認知行爲療法與人際取向心理治療療程之後的活動改變類似（這指出它們對於相同的腦區，或許有能夠相提並論的影響），但跟服用抗憂鬱劑的影響不同。在某些認知行爲療法研究中，發現有關評估情緒與觀念的部分額葉的血流發生了變化，這個狀況被詮釋爲可能指出當事人從憂鬱症中恢復時，反芻思考比較少了。這個研究還處於起步階段，我們需要花上一些時間，才能對研究發現的詮釋方式有信心。然而，這條科學路線提供了未來的展望，能夠找出哪種人會對哪種憂鬱症療法有反應，也能證明使用抗憂鬱劑或心理諮商如何能夠在腦中產生改變，導致人從憂鬱症中復原。不意外的是，這一點在精神醫學、心理學、一般醫學與神經科學領域的科學社群裡，已經引起廣泛的注意。

第七章 現代社會的憂鬱症

沒有一個年齡、性別或社會群體是對憂鬱症免疫的，即使用嚴格判準定義臨床憂鬱症，它都仍然是一種非常常見的人類經驗。因此很值得考量憂鬱症對全球的衝擊，以及像世界衛生組織與世界銀行等主要國際組織，曾經如何嘗試估算憂鬱症對現實的衝擊，還有社會爲此付出的經濟成本。從這種工作中得到的發現正在開始影響許多國家的政府政策，並且鼓勵國際間更主動嘗試處理憂鬱症的問題。這些發現對於勞動力中的憂鬱症問題，也孕育出新的思維，引進像是「心理資本」（mental capital）這樣的概念。勞動人口可能不願求助的一個理由，是因爲跟憂鬱症相關的汙名，而很有用的做法是考量汙名化可能如何損害一個人尋求治療管道的意願，以及我們從嘗試對抗偏見的運動中學到的教訓。最後，我們會簡短地檢視天才與瘋狂的概念，以及是否有任何證據支持創造力與情緒疾患之間的關聯性。

衡量疾病的全球負擔

數十年來，衡量人口健康狀態最常見的指標是特定區域（像是一個地區或國家）內每千人的死亡率。然而，從一九八〇年代開始，日益明顯的是，要捕捉某種特定疾病對社會的個體、私人與經濟造成負擔的真正程度，死亡率並不是最有效的方式。舉例來說，某些疾病雖然並不會立即導致死亡，卻可能損害大量人口在許多年內的日常功能運作，讓他們無法參與就業市場。而且，他們的疾病也明顯地影響家庭成員，這些成員接著必須花時間放下自己的工作，以提供照護與支持。基於這個理由，世界衛生組織與世界銀行聯合委託進行全球疾病負擔研究（The Global Burden of Disease Study）。這個計畫的目標是針對與各種生理與精神疾病相關的個人與社會負擔，做出更有意義的評估，並創造出一種新的健康狀況衡量方式，叫作失能調整壽命年限（Disability Adjusted Life Year,

DALY）。這個概念是，失能調整壽命年限會反映出某群特定人口中，因爲與特定疾病相關的發病率（morbidity，衡量與某種疾病相關的持續失能而得出的數值）以及死亡率（藉由提前死亡率的數字來衡量）兩者共同影響而損失的健康壽命年限。這項工作變得極端廣爲人知，而研究團隊發表的文獻被廣泛引用，其中包括一份由莫瑞與羅培茲發表的文章（請見〈參考資料與延伸閱讀〉）。後面這份文獻尤其重要，因爲其中證明了對全世界社會造成最大負擔的健康問題，實質上不同於主要的死因。

在全世界所有地區，有六個心理健康問題被排在造成最大負擔的疾病前十名，這六個問題在「失能調整壽命年限」框架下占所有年齡層的所有生理與精神疾病負擔的百分之二十八。如同BOX8所顯示的，在疾病負擔的評估範圍只限於十九到四十五歲、生活在已開發國家的成人時（這占了世界人口的百分之七十五），憂鬱症排名第一，超過所有其他生理和精神疾病（而雙極性疾患排名第六）。此外，除了撒哈拉以南的非洲地區，憂鬱症在世界上所有地區，都是失能調整壽命年限最重要的影響因素。

這個研究也探討了跟不同疾病相關的負擔模式，在未來會如何改變。其中一個驚人的結果是——相當於我們開始根除在非洲奪去兒童性命的疾病（像是瘧疾）的同時——有越來越多人會存活到進入成人早期，這意味著有越來越多人會活到憂鬱症與雙極性疾患發作的巔峰年齡。因此，預測二〇二〇年會因爲憂鬱症

BOX8　19至45歲成人的全球疾病負擔前十名病因

	每百萬人的總體失能調整壽命年限	總體失能調整壽命年限的百分比
所有病因	472.7	
單極重度憂鬱症	50.8	10.7
缺鐵性貧血	22.0	4.7
跌倒	22.0	4.6
使用酒精	15.8	3.3
慢性呼吸疾患	14.7	3.1
雙極性疾患	14.1	3.0
出生異常	13.5	2.9
骨關節炎	13.3	2.8
思覺失調症	12.1	2.6
強迫症	10.2	2.2

（改自莫瑞與羅培茲，《全球疾病負擔》，1996年）

而損失的失能調整壽命年限會進一步上升，達到整體數字的百分之十五，讓憂鬱症在全球所有大陸、所有年齡層的疾病負擔中排名第二，僅次於心臟病。除此之外，最近由高爾領導的研究團隊在《刺胳針》上發表的一篇論文已經指出，憂鬱症在全世界二十五歲以下的年輕人中，是帶來最多負擔的病症（雙極性疾患則排名第四）。

仔細檢視這個資訊的理由，是要強調憂鬱症的衝擊規模有多龐大，同時也嘗試反駁任何揮之不去的錯誤認知：有人覺得憂鬱症不過只是微恙，或者是某種可以輕易打發掉的人格缺陷。憂鬱症被指爲「精神醫學的普通感冒」已經太久了。全球疾病負擔研究證明這個類比無法反映出憂鬱症經驗在現代世界的眞實狀況，而且天眞得危險。憂鬱症眞的就像普通感冒那樣高度流行；然而不像普通感冒，憂鬱症不是一種溫和或者自我限制型的疾病，如果我們忽視它，它也不會以某種方式從社會上消失。

憂鬱症的經濟學：工作場所的憂鬱症

研究已經證明，有工作可能扮演了一種保護性的角色，讓許多人能對抗憂鬱症的發展；同時對其他人來說，失業狀態或社經上的剝奪，可能是增加憂鬱症發病率的壓力因子。然而，這並不表示充分就業會阻止每個人陷入憂鬱，來自國際的報告也凸顯了，憂鬱症在任何勞動力中都可能是一個嚴重的問題。在世紀之交的英國，衛生安全局估計，罹患憂鬱症的人主動回報每年損失的勞動日數大約是二十二日，這超越了其他患有精神或生理疾病的人導致的天數損失（他們平均每年損失四到六個勞動日）。研究也指出治療很重要，而有個二〇〇五年的美國研究顯示，服用處方抗憂鬱劑的人，缺勤率比沒有爲憂鬱症接受治療的人少了百分之二十。

工作缺勤只是憂鬱症-就業等式的一半。近期出現一個新概念「假性出席」（presenteeism），用來描述有來上班，但工作效率降低的問題（通常是因爲他們的功能因疾病而受損）。可想而知，假性出席是憂鬱症患者常見的問題，而二

○○七年美國的一項研究估計，一個憂鬱的人每週會損失五至八小時有生產力的工作時間，因爲他們經歷的症狀直接或間接損害了他們完成工作相關任務的能力。舉例來說，憂鬱症跟降低的生產力有關（因爲缺乏專注力、身體與心理功能變慢、失去自信），也跟受損的社交功能有關（因爲社交退縮與溝通能力降低）。

工作時本來就可能會產生緊張與問題，同事如果不理解有憂鬱症的人功能下降是因爲健康不佳，而不是因爲「不盡本分」，就更會如此。當然，這有時候會導致惡性循環，因爲憂鬱的人可能保不住現有的工作，這可能進一步損害他們的自信與自尊。這不但可能降低他們找到新工作的機會，還可能成爲他們生活中進一步的壓力因子，並且增加憂鬱症持續或復發的機率。二○一○年，美國一項研究報告指出，憂鬱症患者可能減少百分之二十的賺錢潛力，而且失業可能性是一般人的七倍；這種狀況在經濟下滑的時候會更惡化。根據歐洲心理健康經濟歐洲網絡的數據，憂鬱症是長期失能與提早退休的主因。

經濟成本

在理解憂鬱症的成本時，重要的是理解經濟負擔的大小取決於我們如何設立界定臨床憂鬱症的範圍，還有把哪些成本計算在內。

治療臨床憂鬱症的健康照護成本，經常遠大於其他心理或慢性生理疾病的成本。第一批比較不同疾病成本的研究之一，就是在一九九六年由英國與威爾斯的國民保健署進行的。治療臨床憂鬱症的成本據估計是八億八千七百萬英鎊，超過了治療高血壓（四億三千九百萬英鎊）與糖尿病（三億英鎊）成本的總和。二〇一三年，一項橫跨整個歐洲、針對二十八國的四億六千六百萬人的研究，證明了憂鬱症是歐洲成本最高的腦部疾病（占了所有疾病成本的百分之三十三）。這個研究估計，至少有兩千一百萬歐洲人受到憂鬱症影響，每年總花費是一千一百八十億歐元（等於每位居民約兩百七十五歐元）。

健康經濟學家通常不會把他們對某種疾病成本的估計值，只限制在治療所需的經費上（也就是直接的健康與社會照護成本）。一份綜合性的經濟評估也會考慮間接成本。在憂鬱症上，間接成本包括與就業議題相關的成本（例如缺勤與假性出席、疾病津貼），對於患者家屬或重要他人造成的成本（例如爲了照顧某人而必須減少工作時間的成本），還有因過早死亡而產生的成本，像是跟憂鬱症相關的自殺（所謂的死亡成本〔mortality costs〕）。在這些面向都列入考慮的時候，一項美國在二〇〇〇年進行的研究顯示，憂鬱症的總成本大約是每年八百三十億美元；這個數字超過了從二〇〇一到二〇一二年爲止阿富汗戰爭的成本。

世界各地的研究一致顯示，跟間接成本相比，憂鬱症的直接健康照護成本相形見絀。例如，在美國研究中，憂鬱症的八百三十億成本，治療費用只占不到三分之一（兩百六十億）。二〇〇五年，英國的一份憂鬱症研究則顯示，雖然六個月的整體健康服務成本大約是每人四百二十五英鎊，但間接成本是平均每人兩千五百七十五英鎊。有趣的是，缺勤率的成本通常被估計爲假性出席成本的四分之一。舉例來說，二〇〇七年，美國因爲員工有憂鬱症缺勤而損失的生產力成本，大約是八十三億美元，推算下來，假性出席造成的成本損失是三百五十七億美元。整體而言，憂鬱症造成的經濟後果據估計至少占了歐洲國民生產毛額的百分之一。

心理健康與財富：心理資本的概念

在過去三十年裡，許多社會已轉型朝著更以知識還有服務爲基礎的經濟體邁進。像是英國的「前瞻」政府智庫與荷蘭的提姆布斯機構這類的幾個國際團體都發表了報告，評論大家漸漸用腦袋而非雙手工作。《前瞻報告》把注意力引向在更廣大的人群中發展心理資本與心理健康的重要性，還有未來二十年會發生的工作習慣變化可能造成的威脅（見BOX9）。舉例來說，這份報告指出，某些人的憂鬱症罹患率可能會增加，因爲他們難以適應新的就業需求。這份報告的結論是：一個國家如何發展它的心理資本，會影響到它的經濟競爭力與繁榮程度，還有它的心理健康、社會凝聚力與包容力。既然憂鬱症是缺勤與假性出席的最大原因，針對心理資本所做的研究，就是把對於憂鬱症全球影響力的興趣，延伸到它的經濟成本之外，關注其在經濟上的重要性。

荷蘭學者威賀森在她論心理資本的論文中評論，在過去，身體健康是工作表現的關鍵，時至今日，心理健康才是關鍵。而且她還提醒大家注意，有證據指出新形態工作習慣、要比過去更有生產力的壓力，實際上可能導致更高程度的壓力與憂鬱症，她並認爲這可能解釋了「快樂悖論」：在世界各地的領先經濟體中，越來越多人看起來變得更不快樂，儘管他們的日子比之前過的更好。威賀森指出，驅動經濟成長的

BOX9　什麼是心理資本？

根據英國的《前瞻報告》，心理資本一詞指涉到一個人的認知與情緒資源。它結合了

- 他們的整體能力，還有他們在學習時有多大彈性與效率，
- 他們的「情緒智商」，像是社交技巧，還有他們在壓力下有多大的韌性。

它簡單扼要地指出一個人如何有效地爲社會做出貢獻，同時也能體驗高品質的個人生活。

這份報告指出：

心理資本的觀念自然地激發出與經濟資本觀念相關的聯想，而以這種方式來思考心靈，既有挑戰性也很自然。

事物不盡然對心理健康有益，但心理健康卻是進一步經濟成長的必要條件。

在英國、荷蘭及其他地方進行的工作，強調政府需要發展政策來讓心理資本極大化，並且參與促進心理健康。這些研究成果也鼓吹我們需要對勞動力的心理健康做私人與公共的投資。這同時導致幾種新做法，像是工作場所篩選計畫，設法以此偵測出憂鬱症，還有一些方案提供「來自機構內部」的諮商與治療服務。也有人發展出某些創新做法，設法提升對憂鬱症的認識。這些做法企圖增加憂鬱症患者接受治療的機會，但也是爲了讓高階主管對這個問題的本質有更多認識，希望能讓人更容易開口討論憂鬱症，而不必擔心偏見或汙名化。

二〇〇五年在英國，知名的經濟學家萊亞德爵士發表了《憂鬱症報告》，其中特別使用關於憂鬱症經濟成本與經濟重要性的資料，成功地主張支持對憂鬱症與焦慮症的治療進行投資，設法減少長期的經濟負擔。萊亞德估計，提供心理治療給憂鬱症患者的成本，可以靠著就業及退休金事務部因爲減少失能津貼支付而累增的儲蓄金，還有財政部因爲稅收增加而獲得的收入（因爲人接受治療後就能回歸工作）就能完全抵銷了。他提出資料，證明在一個月內付給焦慮症或憂鬱症患者的失能津貼，等於提供他們十次認知行爲療法心理治療的費用（估計約爲七百五十英鎊）。

雖然他在做計算時使用的某些假設受到質疑，事實證明萊亞德的主張是有說服力的，而在這個計畫保持「成本中立」的基礎上，有高達一萬名新進的心理諮商師接受訓練，並受僱去治療英國初級照護系統中的憂鬱症與焦慮症患者。

汙名與憂鬱症

隨著大家對憂鬱症的經濟成本與全球重要性的理解日益增加，其副產品之一，就是一種新出現的保證：要提供早期治療。悲哀的是，歷史告訴我們，憂鬱症常常還是一種「隱藏的失能」，因爲大家害怕向雇主坦白之後的後果。舉例來說，二〇〇九年在英國，由「正是改變時機」（Time to Change，一個設法對抗汙名的團體）進行的調查顯示，百分之九十二的大衆相信，承認有像是憂鬱症這樣的心理健康問題，會損害某個人的職業生涯。二〇〇五年在美國的一項研究產生了類似的發現，百分之二十五有憂鬱症的人相信，承認處於憂鬱狀態會對他們的友誼產生負面影響。

許多憂鬱的人也相信自己會被健康照護系統汙名化，這個事實又更加重了被同事與朋友拒絕的恐懼。在本世紀，喬姆跟他在澳洲的同僚已經多次證明，憂鬱的人求助的主要障礙在於，他們會覺得向健康專業人士談論自己的問題尷尬又羞恥，也相信許多專業人士會對他們有負面的反應。全球各地都有類似的發現。

二〇一〇年在中國的一項研究指出，絕大多數憂鬱症患者在初級照護機構時，只會談論自己的身體症狀。研究人員評論說，中國病人可能壓抑或掩飾自己的心理問題，因爲他們害怕文化中附加於憂鬱症的強大汙名。憂鬱的人不願尋求臨床服務，或者淡化自身問題中的心理健康因素，而萊亞德報告中生動地說明了其中一個潛在後果。這份報告確認了有長期憂鬱症的人，（甚至在症狀讓他們無法工作時）接受有效治療的人數不到百分之五十。在開發中及已開發國家的憂鬱症病例中，也再次複製出相同的發現。

無數研究證實了仍然有跟憂鬱症相關的社會化汙名。根據英國社會精神病學家松尼克羅夫特的說法，要對抗汙名，我們需要考量它的三個關鍵要素，也就是：知識的問題（無知）、態度的問題（偏見），還有行爲的問題（歧視）。已經有好幾個全國性的運動，像是英國的「打敗憂鬱症」（Defeat Depression），澳洲的「超越憂鬱」（Beyondblue），還有美國的「憂鬱症覺察、承認與治療」（Depression Awareness, Recognition and Treatment, DART）。這些計畫都結合了各種嘗試，企圖喚醒公衆意識到這種疾病，並且試圖提供臨床醫師可行的介入措施。「超越憂鬱」也開發了一個網站來教育年輕人憂鬱症的相關事項，並且提供如何取得幫助的建議。

紐西蘭衛生部在發起自己的全國性運動以前，針對其他地方類似運動中被證明有效與無效的措施，進行了一個極佳的回顧研究。他們的報告強調，憂鬱症狀可以透過憂鬱防治計畫達到百分之十一的改善。讓媒體參與（像是流行報刊與電視）的益處比較難評估，不過值得注意的是，以高知名度男女運動員或廣爲人知的名流爲主角，讓他們談論自身憂鬱症經驗的廣告，確實讓公衆態度產生某些轉變（雖然並不是所有國家都有此發現）。對於成功的反汙名運動中最重要的要素，這份文件提供了有用的洞見（見BOX10）。

在檢視汙名可能如何影響憂鬱症患者時，最後一個要考慮的議題是：我們也要領悟到，經歷過一次憂鬱症發作，並不會讓一個人因此就對憂鬱症不抱負面看法；這些看法反映了他們整體的社群、文化或整體人口的觀點。在經歷憂鬱症以前，一個人可能會相信憂鬱症是一種個人弱點的

BOX10　紐西蘭爲了提供可用資訊給公共衛生運動所進行的憂鬱症宣導運動回顧研究（2005年）

對於人如何改變他們的健康態度與行爲，還有哪種行爲會爲憂鬱症病情發展帶來更好的結果，有一則回顧研究檢視了相關證據，指出下列知識、信念與態度，與針對憂鬱症採取行動的動機有關：

- 對於憂鬱症症狀的知識。
- 對於可以減輕的憂鬱症風險因素的知識。
- 對於求助的信心。
- 對於健康專業人士（還有他們扮演的角色）的知識與態度。
- 對於自助與有效治療的知識與態度。
- 親友對於自助、求助與治療的知識與態度。
- 社會對於憂鬱症的態度。

跡象之類的。這可能助長了對自己的偏見，導致這個人自覺羞恥，避免承認他們的問題，而且拒絕他人提供潛在有益的治療。

憂鬱症與創造力

自古以來就一直有人討論憂鬱症與創造力之間可能的連結，在西元前四世紀，據說亞里斯多德曾經評論道：「為何所有在哲學、詩學或藝術上表現傑出的人都是鬱病患者？」在現代，情緒疾患領域中的傑出研究者傑米森，曾經大量發表關於這個主題的文章，也曾出版一本專書，《瘋狂天才》。傑米森特別指出，雖然某些人浪漫化並且誇大了藝術家、作曲家或作家與情緒疾患之間的連結，但立即排除精神疾病潛在的積極面向是錯的。

點名歷史紀錄中經歷過憂鬱症或雙極性疾患的創造性藝術家，清單很長又讓人印象深刻。舉例來說，詩人與作家中包括布雷克、拜倫勛爵、濟慈、羅威爾、普拉絲、愛倫·坡、雪萊、史蒂文生、托爾斯泰、馬克·吐溫與吳爾芙；

藝術家包括米開朗基羅、孟克、歐基芙、梵谷；還有各種音樂家，從莫札特、韓德爾、舒曼到明格斯。創造力與情緒疾患之間可能存在的連結，導致一些研究者設法研究這些連結，像是哈佛的夏爾克勞特，他嘗試拼湊出一群被合稱爲「抽象表現主義紐約學派」的美國畫家們各自的心理健康問題史。這份研究稱爲〈創造力的憂鬱畫布〉，發表在《美國精神醫學期刊》上。研究顯示，在十五位藝術家中，有六到八位有過憂鬱症或躁鬱症病史，某些人也同時用藥或飲酒過度，還有四名成員英年早逝——高爾基與羅斯科自殺身亡，波拉克與史密斯則是因危險駕駛身亡（某些觀察者假設這可能表明有自殺的意圖）。

小規模的研究雖然很引人入勝，卻沒有提供證據，說明在創造力與憂鬱症之間有強烈的連結。要對創造力與憂鬱症之間的關聯性進行科學研究，我們首先會需要定義創造力（比方，字典指稱是「創造性的能力，起於思想或表達方式的原創性」）。接著我們必須找到一種方式，揀選一批創意人士的樣本，並且用確立好的判準來辨識出憂鬱症或雙極性疾患，以便評估創意人士樣本中有多大比例曾經歷過情緒疾患。最後，爲了眞正理解情緒疾患的罹患率在我們的創意人士樣本中是否有增加，我們也需要徵召一批對照組，例如一般人口中並不被認爲有創意的成員（但理想上這些人會跟創意組平均年齡相同、有類似的教育經驗，而且表現出同樣的性別分布）。有趣的是，有已發表的研究應用了前述方法中的某個部分，並且設法回答這個問題：「情緒疾患在創意人士之中的發生率，會比我們預期的隨機分布還高嗎？」

在美國有兩個最廣爲人知的創造力與情緒疾患研究，一個是安卓森在一九八〇年代進行的，另一個則是路德維希在一九九〇年代所做的。安卓森研究了三十名作家（男女都有）還有三十位對照組受試者（年齡與性別相符）。路德維希的研究則比較五十九位女性作家（她們全都參加了同一場研討會），還有配對控制組的五十九位女性「非作家」。雖然兩份研究的規模相對而言都很小，兩者都顯示調查中的作家有大約百分之二十到五十有某種形式的情緒疾患。此外，比起對照組，作家們罹患憂鬱症的可能性是三倍，雙極性疾患的可能性則是四倍。安卓森也注意到，作家的家庭有更多親戚是創意人士，而且有情緒疾患病史。

我們沒有從這些研究裡得知的是，可能讓某些人容易發展出情緒疾患的相同因素，是否也預測了一個人會比一般人更有創意。爲了探究這一點，科學家已經嘗試確定最有可能讓某人更有創意的元素是什麼，然後再看這些元素是否也是經歷過情緒疾患的人會有的特徵。古德溫與傑米森的教科書《躁鬱症》指出，創造力與情緒疾患之間最常見的重疊因素是性格氣質（或人格類型）、思考風格（認知因素），還有情緒的週期性改變。舉例來說，在某人處於輕度狂躁狀態時，他們的思維可能會加快，而他們可能會開始在不同觀念之間做更頻繁而廣泛的連結，他們可能會展現出某種程度的去抑制（disinhibition，意思是他們可能會變得更清楚覺察到他們環境中的事物），而且他們有更多的精力，更不需要睡眠。當所有這些事情同時發生，就可以讓某個人達到比別人更高程度的創造力。雖然很容易可以看出輕度狂躁的經驗能夠如何促進創造力，憂鬱症的經驗能帶來什麼幫助卻沒那麼清楚，而且廣爲人知的是，某些文學人物，像是吳爾芙，在憂鬱的時候無法寫作。有趣的是，這看來並不是普世性的經驗，有個針對作家的調查顯示，有百分之三十的人注意到，在一段創造力漸增的時期之前，他們的情緒實際上惡化了。多數藝術家與作家似乎承認，他們的感受與情緒的深度與強度，在幫助他們把創造力延伸到超出自身固有水準之上的時候很重要。如同傑米森觀察到的，憂鬱症或輕度狂躁的經驗似乎「可以容許某些洞見或活動力水準的轉變，這可能讓天生有創意的人得以更進一步加強其創造力」。

下一個要考慮的議題則是，更嚴重的情緒疾患發作是否跟更多的創造力相關，或者它們是否讓人無法表現他們的創造力。悲哀的是，幾個世紀的作品都指出，後面這種狀況更常出現。舉例來說，就算在文藝復興時期，高成就的「神智健全的鬱病病患」，與礙於瘋狂而無法發揮自身創造天賦的人之間就是有分別。看來，人在嚴重憂鬱的時候，他們的身體與心理活動可能會減緩到讓他們無法寫作、繪畫或作曲；相對來說，嚴重的躁症發作可能讓一個人太過混亂，以至於創意想法過度缺乏組織，變得無可理解。

上述資訊可能意味著溫和但不極端的情緒波動期，可以促進創意過程。因此，嘗試確定治療對於創意人士來說是一種幫助、還是一種阻礙，也很重要。

傑米森針對愛爾蘭與英國作家所做的一則研究，發現不少人曾經爲他們的情緒問題接受治療，較多人選擇去做心理諮商而非服藥。這傾向於支持一個概念，就是作家與藝術家擔心服藥可能損害創意過程。爲了檢視這一點，修（這位精神病學家扮演了把鋰引進日常治療中的影響性角色，因此名聞遐邇）在一九七〇年代晚期做了一項針對二十四名藝術家與作家的小研究，然後比較他們在得到鋰處方之前與之後的創意產出。他的研究發現，十二個人（百分之五十）實際上回報創造力增加，而另有六個人表示沒有改變。另外六個人（百分之二十五）表示鋰治療降低了他們的創造力，甚至到了其中四人拒絕繼續服藥的程度。很明顯，這樣的小規模研究無法提供一個確定答案，不過有趣的是，治療並未損害大多數人的創意過程。

總結至今所知的內容，我們可以說，大多數有情緒疾患的人並不比他們的同儕更有創意。此外，大多數創意人士並沒有情緒疾患。然而，在那些確實有情緒疾患的創意人士中，疾患的某些症狀，像是強烈的情緒狀態與思維過程的改變，可能把他們的創意提高到新的層次。而你將可以自己判斷，治療能提供這些人什麼。

of Prozac. New York: John Wiley & Sons.

Teasdale, J., Williams, J., and Segal, Z. 2014. *The Mindful Way Workbook: An 8-Week Program to Free Yourself from Depression and Emotional Distress.* London: Guilford Press.

第六章——當前的爭議，未來的方向

Astin, J. 1998. Why patients use alternative medicine. *Journal of the American Medical Association*, 279: 1548–53.

Caron, M., and Gether, U. 2016. Structural biology: antidepressants at work. *Nature*, 532/7599: 320–1.

Goldacre, B. 2007. A kind of magic? *The Guardian*, 16 November 2007.

Jabr, F. 2011. Cache cab: taxi drivers' brains grow to navigate London's streets. *Scientific American*, 8 November.

Shatz, C. J. 1992. The developing brain. *Scientific American*, 267: 60–7.

第七章——現代社會的憂鬱症

Foresight Group. 2008. *Mental Capital & Well-Being: Making the Most of Ourselves in the 21st Century*. London: Government Office for Science.

Gore, F., Bloem, P., Patton, G., Ferguson, J., Joseph, V., Coffey, C., Sawyer, S., and Mathers, C. 2011. Global burden of disease in young people aged 10–24 years: a systematic analysis. *Lancet*, 377/9783: 2093–102.

Jamison, K. 1993. *Touched with Fire*. New York: Free Press Paperbacks.

Layard, R. 2005. *The Depression Report: A New Deal for Depression and Anxiety Disorders*. London: London School of Economics & Political Science.

Murray, C., and Lopez, A. 1996. *The Global Burden of Disease: A Comprehensive Assessment of Mortality and Disability from Diseases, Injuries, and Risk Factors in 1990 and Projected to 2020*. Cambridge, Mass.: Harvard University Press on behalf of the World Health Organization.

of Suicide Prevention is there Evidence of Effectiveness? Copenhagen: World Health Organization.

第四章——憂鬱症模型

Beck, A. T., 1979. *Cognitive Therapy and the Emotional Disorders.* London: Penguin Books.

Brown, G. W., and Harris, T. O. 1978. *Social Origins of Depression: A Study of Psychiatric Disorder in Women.* London: Tavistock Publications.

Caspi, A. 2003. The influence of life stress on depression. *Science*, 301/5631: 386–9.

Crawford, M., Thana, L., Farquharson, L., Palmer, L., Hancock, E., Bassett, P., Clarke, J., and Parry, G. 2016. Patient experience of negative effects of psychological treatment: results of a national survey. *British Journal of Psychiatry*, 208: 260–5.

Hirschfeld, R. M. 2000. History and evolution of the monoamine hypothesis of depression. *Journal of Clinical Psychiatry*, 61, Suppl. 6: 4–6.

Maniam, J., Antoniadis, C., and Morris, M. 2014. Early-life stress, HPA axis adaptation, and mechanisms contributing to later health outcomes. *Frontiers in Endocrinology*, 5: 73.

第五章——治療的演變

Cade, J. 1949. Lithium salts in the treatment of psychotic excitement. *Medical Journal of Australia*, 2: 349–52.

Lopez-Munoz, F., and Alamo, C. 2009. Monoaminegic neurotransmission: the history of the discovery of antidepressants from 1950s until today. *Current Pharmaceutical Design*, 15: 1563–86.

National Institute of Health. 2010. *Fact Sheet on the Human Genome Project.* Bethesda, Md: NIH.

Shorter, E. 1997. *A History of Psychiatry: From the Era of the Asylum to the Age*

參考資料與延伸閱讀

第一章——鬱病的非常短講

Berrios, G. E. 2004. *A History of Mental Symptoms.* Cambridge: Cambridge University Press.

Jackson, S. W. 1986. *Melancholia and Depression; From Hippocratic Times to Modern Times.* New Haven: Yale University Press.

Redden, J. 2000. *The Nature of Melancholy: From Aristotle to Kristeva.* Oxford: Oxford University Press.

第二章——現代紀元：憂鬱症的診斷與分類

Goodwin, F. K., and Jamison, K. R. 2007. *Manic Depressive Illness and Recurrent Depression.* 2nd edition. Oxford: Oxford University Press.

Porter, R. 1987. *Mind-Forg'd Manacles: A History of Madness in England from the Restoration to the Regency.* Cambridge, Mass.: Harvard University Press.

Storr, A. 1989. *Freud: A Very Short Introduction.* Oxford: Oxford University Press.

第三章——誰有罹患憂鬱症的風險？

Goldberg, D. 2010. The detection and treatment of depression in the physically ill. *World Psychiatry*, 9: 16–20.

Marland, H. 2003. Disappointment and desolation: women, doctors and interpretations of puerperal insanity in the nineteenth century. *History of Psychiatry*, 14: 303–20.

WHO Health Evidence Network (HEN) Report. 2012. *For Which Strategies*

「憂鬱症覺察、承認與治療」Depression Awareness, Recognition and Treatment, DART
《摩訶婆羅多》Mahabharata
歐洲心理健康經濟網絡 Mental Health Economics European Network
歐斯勒 Olser, William
衛生安全局 Health and Safety Executive
《論問題》*Problemata*
《論患部》*On the Affected Parts*
魯弗斯 Rufus
《整體性治療之書》*Book of Holistic Healings*
霍夫曼 Hoffman, Friedrich
薩斯 Szasz, Thomas
薩爾佩特里埃醫院 Salpêtrière Institute
《醫典》*Canon of Medicine*
瓊斯 Jones, Peter
羅培茲 Lopez
羅斯科 Rothko, Mark
《羅摩衍那》Ramayana
蘇利文 Sullivan, Henry Stack
《躁鬱症》*Manic-Depressive Illness*
《鐘型罩》*The Bell Jar*
顧奇 Gooch
《鬱病的本質》*The Nature of Melancholy*
《鬱病與憂鬱症》*Melancholia and Depression*

就業及退休金事務部 Department of Work and Pensions
提姆布斯機構 Trimbos Institute
斐迪南六世 King Ferdinand VI
普拉絲 Plath, Sylvia
《發條橘子》*Clockwork Orange*
萊亞德 Layard, Richard
萊昂哈德 Leonhard, Karl
費奇諾 Ficino, Marsilio
賀德嘉 Hildegard
「超越憂鬱」Beyondblue
馮特 Wundt, Wilhelm
〈黃色壁紙〉The Yellow Wallpaper
塞克爾 Sakel, Manfred
奧西安德 Osiander
奧理略 Aurelius, Marcus
愛比克泰德 Epictetus
新斯特雷利茨 Neustrelitz
葛利辛格 Greisinger, Wilhelm
葛利格 Grigg, Charles Leiper
《資訊自由法案》Freedom of Information Act
路德維希 Ludwig, Arnold
圖克 Tuke, William
《瘋狂天才》*Touched with Fire*
《精神疾病診斷與統計手冊》*Diagnostic and Statistical Manual of Mental Disorder*
《精神錯亂的醫學哲學論》*Traité médico-philosophique sur l' aliénation mentale*
《精神醫學》*Psychiatrie*
維耶爾 Weyer, Johann
維韋斯 Vives, Juan Luis
蓋倫 Galen
賓根 Bingen
德尼克 Deniker, Pierre
德雷 Delay, Jean
《憂鬱的剖析，它爲何物：它的所有種類、起因、症狀、預後與許多種療法。分成三個主要部分，各有幾小節、支部與次小節。在哲學、醫學、歷史層面上打開來分析。》*The Anatomy of Melancholy, What it is: With all the Kinds, Causes, Symptomes, Prognostickes, and Several Cures of it. In Three Maine Partitions with their Several Sections, Members, and Subsections. Philosophically, Medicinally, Historically, Opened and Cut Up.*
《憂鬱的剖析》*The Anatomy of Melancholy*
《憂鬱症的社會起源：女性精神疾病研究》*Social Orignins of Depression: A Study of Psychiatric Disorder in Women*
《憂鬱症報告》*The Depression Report*

拉什 Rush, Benjamin
拉伯里 Laborit, Henri
拉契特護士 Nurse Ratchet.
拉登 Radden, Jennifer
松尼克羅夫特 Thornicroft, Graham
法利特 Falret, Jean Pierre
波拉克 Pollock, Jackson
波哈夫 Boerhaave, Herman
肯德爾 Kandel, Eric
阿萊泰烏斯 Aretaeus
阿維森納 Avicenna
「前瞻」Foresight
《前瞻報告》*The Foresight Report*
《哀悼與憂鬱》*Mourning and Melancholia*
哈里斯 Harris, Tyrell
哈維 Harvey, William
威利斯 Willis, Thomas
威賀森 Weehuizen, Rifka
柏頓 Burton, Robert
派瑞 Parry, Glynis
《科學》*Science*
《美國精神醫學期刊》*American Journal of Psychiatry*
美國精神醫學學會 American Psychiatric Association
《飛越杜鵑窩》*One Flew over the Cuckoo's Nest*
修 Schou, Mogens
埃斯基羅爾 Esquirol, Jean-Étienne Dominique
夏爾克勞特 Schildkraut, Joseph
夏爾科 Charcot, Jean-Martin
海因洛特 Heinroth, Johann Christian
特拉勒斯 Tralles
《神經疾病病理學與療法》*Pathology and Therapy of the Nervous Diseases*
納皮爾 Napier, Richard
索蘭納斯 Soranus
郝迪股份有限公司 Howdy Corporation
馬蘭 Marland, Hilary
高爾 Gore
高爾基 Gorky, Ashile
教宗英諾森八世 Pope Innocent VIII
莫尼茲 Moniz, Antonio
莫茲利 Maudsley, Henry
莫茲利醫院 Maudsley Hospital
莫瑞 Murray
麥克婁德 Macleod, Neil
麥克墨菲 McMurphy, Randle
傑米森 Jamison, Kay
傑克森 Jackson, Stanley
凱西 Kesey, Ken
凱德 Cade, John
〈創造力的憂鬱畫布〉Creativity's Melancholy Canvas
喬姆 Jorm, Anthony

名詞對照表

《人的本質》*The Nature of Man*
下議院科技委員會 House of Commons Science and Technology Committee
《女巫之槌》*Malleus Maleficarum*
小德謨克里特斯 Democritus Junior
切利提 Cerletti, Ugo
《心理症狀的歷史》*The History of Mental Symptoms*
比尼 Bini, Lucio
以弗所 Ephesus
卡帕多奇亞 Cappadocia
卡倫 Cullen, William
卡斯比 Caspi
古德溫 Goodwin, Frederick
史泰登島 Staten Island
史密斯 Smith, David
布朗 Brown, George
弗里曼 Freeman, Walter
弗萊堡 Freiburg
「打敗憂鬱症」Defeat Depression
「正是改變時機」Time to Change
《母親爲何而死》*Why Mothers Die*
瓦茲 Watts, James
皮內爾 Pinel, Philippe
皮克爾－阿魯法特 Piquer-Arrufat, Andrés
伊本・西那 Ibn Sina
伊斯林頓 Islington
《全球疾病負擔》*The Global Burden of Disease*
吉爾曼 Gilman, Charlotte Perkins
安卓森 Andreasen, Nancy
安斯特 Angst
克拉馬 Kramer, Heinrich
克許 Kirsch, Irving
克萊斯特 Kleist, Karl
克雷希 Klaesi, Jakob
克雷佩林 Kraepelin, Emil
沙茲 Shatz, Carla
貝克 Beck, Aaron
貝里歐斯 Berrios, German
貝拉吉 Baillarger, Jules
邦杜拉遣返醫院 Bundoora Repatriation Hospital
亞歷山大 Alexander
佩里斯 Perris
《刺胳針》*The Lancet*

左岸｜心靈 369

憂鬱：牛津非常短講 007

Depression: A Very Short Introduction

作　　者　瑪麗・珍恩・塔契 Mary Jane Tacchi、珍・史考特 Jan Scott
譯　　者　吳妍儀

總 編 輯　黃秀如
責任編輯　孫德齡
特約編輯　蘇暉筠
校　　對　劉佳奇、劉書瑜
企畫行銷　蔡竣宇
封面設計　日央設計
內文排版　宸遠彩藝

出　　版　左岸文化／遠足文化事業股份有限公司
發　　行　遠足文化事業股份有限公司（讀書共和國出版集團）
231 新北市新店區民權路 108-2 號 9 樓
電　　話　（02）2218-1417
傳　　真　（02）2218-8057
客服專線　0800-221-029
E-Mail　rivegauche2002@gmail.com
左岸臉書　https://www.facebook.com/RiveGauchePublishingHouse/
團購專線　讀書共和國業務部　02-22181417 分機 1124

法律顧問　華洋法律事務所　蘇文生律師
印　　刷　呈靖彩藝有限公司
初　　版　2024 年 2 月
定　　價　340 元
I S B N　978-626-7209-86-8（平裝）
978-626-7209-77-6（EPUB）
978-626-7209-76-9（PDF）

國家圖書館出版品預行編目(CIP)資料

憂鬱：牛津非常短講7
瑪麗・珍恩・塔契(Mary Jane Tacchi)、珍・史考特(Jan Scott)著；吳妍儀譯.
——初版——新北市：左岸文化出版：遠足文化事業股份有限公司發行, 2024.02
192面；14x20公分. ——(左岸心靈；369)
譯自：Depression: a very short introduction
ISBN 978-626-7209-86-8(平裝)
1.CST: 憂鬱症　2.CST: 心理治療
415.985　　113000117